在院日数短縮化をめざして
──QOL向上のために──

監修
保坂　隆

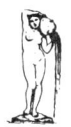

星　和　書　店

Seiwa Shoten Publishers

2-5 Kamitakaido 1-Chome
Suginamiku Tokyo 168-0074, Japan

は じ め に

　平成14年4月から，診療報酬は1.3％減じ，初のマイナス改定となった。各医療施設とも，その対応策に躍起になっているが，いずれにしても，すべての医療機関が経済的に厳しい情勢を迎えようとしていることは確かである。
　さて，これまでの診療報酬改定でも，在院日数による入院基本料は，徐々に減少する傾向にあったが，今回の改訂は，さらにそれに追い打ちをかける厳しい改訂であると言わざるをえない。
　このような現状にあって，医療の各分野ではかなり以前から，「在院日数の短縮化」という言葉が，医療経営上でのキーワードになってきている。本書はまさにこのキーワードを真正面からとらえ，そのひとつの対応策を提案するものである。
　誤解されないように説明しておくが，ここでいう在院日数の短縮化とは，治ってもいない患者を，できるだけ早く病院の外に追い出すということを意味しているものでは決してない。もちろん患者の側も，必要以上に長く病院にいたいとは思っていないであろうし，当然，出来る限り短期間で自宅に帰りたいと思っているのである。すなわち，われわれが期待する「在院日数の短縮化」とは，「患者のQOLの向上」と矛盾するものではなく，むしろ表裏一体的なものであり，同一線上になければならない概念なのである。そうした期待と願いを込めて，本書のタイトルは，「在院日数短縮化をめざして―QOL向上のために―」と決定されたのである。
　実は，本書をつくるきっかけは，遠く1990年ごろに遡る。当時，監修者は，リエゾン精神医学の研修のために米国に留学中であったが，そこで話題になっていたことは，リエゾン精神医学の経済的な不採算性であった。つまり，リエゾン精神医学だけでは儲からないという話である。時まさにDRGという制度の真っ最中であったが，この制度によると，ある疾患の入院費は

自動的に決められてしまい，合併症などで在院日数が延びた場合には，その費用は病院が負担しなければいけないことになる．

そのような中で，ひとつの研究データが提示された．それは，せん妄が生じやすい大腿骨頚部骨折の手術後の高齢者を対象にして行われた調査であった．そこでは，総合病院にリエゾン精神科医のいない場合といる場合とで，患者の在院日数の長期化に伴う病院側の負担額とリエゾン精神科医の雇用費用を比較しているのだが，せん妄によって在院日数が延長して病院が負担する額のほうが，高くなっていたという報告であった．つまり，リエゾン精神科医を雇って早めに退院できるようにしたところ，はるかにその給料の方が安かったというのである．

リエゾン精神医学が儲からない，という論法ではなく，リエゾン精神医学によって，病院全体の経済効率を高めるという論法である．この論法が，その後の監修者の中で反芻されていたところへ，日本にも「在院日数短縮化」の波が押し寄せてきたのである．

精神科の診療報酬は非常に低いので，医療経済的に言えば，外来はそこそこだが精神科病棟は赤字になっているところがほとんどである．これは，精神科医が働いていないからではなく，単に診療報酬上の問題なのである．総合病院のなかの精神科病棟は，合併症や救急を扱うことによってはじめて，地域におけるその存在意義が認められるのだが，そうした場合には，総合病院精神科医は，今よりもさらに，リエゾン精神科医として機能しなければいけないというのが監修者の強い考えである．現況でも，総合病院のリエゾン精神科医には次から次へと仕事が舞い込んでくる．救命救急センターで自殺企図患者の希死念慮の評価やその後の治療計画をたてることはもちろん，リハビリテーション患者の，訓練への動機付けの背後にある抑うつの精査をしたり，チームミーティングに参加したりしなければならない．さらには，無菌病棟や外来化学療法の場でも，患者の不安への対策を講じなければならないのである．

一方，緩和ケア加算が平成14年4月に新設されたからという理由からでは

ないが，本来的に，がん診療全体には精神科医の力が必要である．さらに，総合病院精神科は，精神病院よりも敷居が低いという理由で，当然，外来患者も増えていくであろう．しかし，同時に，そこでの精神科医は，精神科にとどまっているより，やはりリエゾン精神科医として，身体科それぞれの病棟に常駐するくらいのほうが，病院としては，クオーリティの高い医療を提供できるのではないかと思っている．

　精神症状を早期発見する，あるいは未然に防ぐことは，在院日数の短縮化と直結するのと同時に，質の高い医療を提供できるという意味でも，患者のQOL向上につながっていくのである．医療経済がますます厳しくなっていくなかで，本書が，これまでとは違った視点，あるいは従来とは異なった切り口から，今後の見通しを提言できたならば，それは医療経済的にだけではなく，患者のQOL向上のためにも役に立つであろうと，監修者と執筆者一同願ってやまない．

　平成14年7月

監修者

も く じ

はじめに *iii*

第1章　合併するうつ病を早期発見・早期治療せよ ……………… 1
1. 身体疾患患者のうつ病合併率　　保坂隆・佐藤武 ………………… 2
うつ病の診断　2／適応障害とうつ病　4／身体疾患患者の抑うつの診断上の問題　5／身体疾患患者のうつ病合併率　7／一般科医はうつ病をどのように診断しているか　9

2. うつ病と在院日数　　青木孝之・渡辺俊之・保坂隆 ……………… 13
はじめに　13
研究1：総合病院入院患者のうつ病合併率と入院期間　13
対象と方法　13／結果　14
研究2：うつ病合併の身体疾患患者に対する抗うつ薬治療の有無による入院期間の相違　18
対象と方法　18／結果　18／考察　19

第2章　せん妄を予防し早期治療せよ ……………………………… 23
1. 身体疾患患者のせん妄合併率　　佐藤武・岸泰宏・保坂隆 ……… 24
せん妄とは　24／せん妄の診断基準　24／せん妄の主な原因　25／せん妄を診断するための評価尺度, 面接スケジュールおよび症状チェックリスト　26／身体疾患患者のせん妄合併率　28

2. せん妄と在院日数　　青木孝之・渡辺俊之・保坂隆 ……………… 32
はじめに　32／対象と方法　32／結果　33／考察　34

第3章　常勤の精神科医を確保せよ ………………………………… 37
1. 医療経済的にみた精神科医の雇用　　渡辺俊之・青木孝之・保坂隆 …… 38
はじめに　38／対象と方法　38／結果　39／考察　42／おわりに　44

2. リエゾン精神医学の経済効率　　佐藤武・岸泰宏・保坂隆 ……… 46
はじめに　46／身体疾患に精神疾患が合併した際の医療経済に与える影響　46／コンサルテーション・リエゾン精神医学が医療経済に与える影響　52／米国におけるC-Lサービスの財政的支援を改善するための戦略について　55／おわりに　60

第4章　ツールを使え……………………………………………………… *67*
　1．うつ病スクリーニング・テスト　　保坂隆……………………………*68*
　2．せん妄スクリーニング・ツール（DST）　町田いづみ…………… ………*73*
　　　せん妄スクリーニング・ツール（DST）の概要　*73*
　3．INTERMEDの導入　　佐藤武・町田いづみ・保坂隆………………*77*
　　　INTERMEDの先行研究—ヨーロッパC-Lワークグループによる共同研究—　*78*／
　　　COMPRIとINTERMED　*82*／今後の展望　*88*

　索引　　*94*

第1章
合併するうつ病を早期発見・早期治療せよ

要旨 身体疾患患者の30〜40％に抑うつ（うつ病と，抑うつ気分を伴う適応障害を合わせて）がみられることがわかってきた。彼らは，身体的な治療が終わっても，「退院しよう」という元気が出ないために，結果として，在院日数が延長することになる。しかも，抑うつを治療すると在院日数は短くなることもわかっている。これらの事実に基づいて，在院日数短縮化を目指す方策を考えるならば，その第1番目は「合併するうつ病を早期発見・早期治療せよ」ということになる。

　日本の一般科の医師によるうつ病診断率は，約20％と，諸外国に比べても極端に低い。精神医学に関する卒前教育に原因があるのだが，さらに，精神科以外の科を選択した場合には精神医学に関する卒後教育も受けられないのが一般的であるため，診断率が低いのは当然の結果なのである。しかし，人間を総合的に評価することをその使命とする医師にとって，これらの技術と知識の向上は必要不可欠なものであり，平成16年度から始まる卒後研修必修化のなかでの対応が望まれるところである。

　さて，抑うつは，①抑うつ気分，②精神運動抑制（考えがまとまらない，忘れっぽい，何をするのも億劫だ，など），③身体症状（食欲不振，易疲労感，頭痛，不眠など）からむしろ容易に診断できるものである。それにもかかわらず，一般科の医師のうつ病の診断率が極端に低いのは，「こんな病気に罹ったのだからこのくらい元気がないのも仕方ない」といった，患者の元気の無さを「わかってあげすぎる」という医療者心理が影響している可能性も忘れてはならない。

1. 身体疾患患者のうつ病合併率

保坂　隆・佐藤　武

うつ病の診断

　受け持っている患者が，たとえば「憂うつです」とか「涙もろくて…」と言ったとしたら，医療者は「もしかしたらうつ病かもしれない」と思う。しかし，実際には，うつ病あるいは抑うつ状態にある患者の訴えはさまざまであり，それを表1-1-1に示した。

　うつ病，特に身体疾患患者に合併するうつ病の厳密な診断基準については後述するが，一般にうつ病は次の3つの軸で診断される。すなわち，①抑うつ気分（憂うつ，淋しい，悲しい，孤独だ，など），②精神運動性抑制，これにはふたつの側面があり，すなわち(1)精神機能の抑制（頭がスッキリしない，考えがまとまらない，物忘れが多い，覚えられない，集中力がない，持続力がない，など），(2)運動性の抑制（何をするのも億劫，何もする気になれない，など），そして③身体症状（食欲不振，体重減少，疲れやすい，肩凝り，頭重感，不眠，便秘，など）である。これらのチェック項目を意識して問診すれば，診断は一般科医あるいは看護師にでも比較的容易である。表1-1-2には，抑うつの診断のためのチェック項目を示した。

　このような症状に対して，欧米の文献や日本の精神科診断場面では，depressionという用語が使用されるが，この場合にも，抑うつという**症状レベル**を指す場合とうつ病という**疾患レベル**を指す場合があり，その用途にはやや混乱があるのも事実である。

　精神医学の領域では，うつ病のことをmajor depression（大うつ病）と言うが，本書では「うつ病」という用語に統一する。また，診断基準上では大うつ病まで満たさないが，抑うつ症状のために日常生活に支障をきたした場合を「抑うつ気分を伴う適応障害」といっている。身体疾患患者の場合，抑うつを呈する診断名として，「大うつ病」（いわゆるうつ病）の頻度より，「抑

表 1-1-1　患者のことばによる抑うつの症状

1. 気分が沈んで憂うつです。
2. 朝起きた時に, ひどく気分が悪いんです。
3. なんとなく泣きたくなり, 涙もろくなっています。
4. 夜眠れなくて, 苦しいです。
5. 何も食べたくありません。
6. 性的な欲求が全くありません。
7. 体重がかなり減っています。
8. 便秘が続いています。便のことばかり気になるんです。
9. 胸がドキドキして, 気になります。
10. いつも疲れたような感じです。
11. 頭の中がどんよりしています。
12. 何も気力がわいてきません。
13. 落ち着かず, じっとしてられません。
14. 一生, なおらない病気ですね。
15. この頃, イライラします。
16. 決めることができません。
17. 自分はだれにも必要とされていない。
18. 毎日の生活が負担です。
19. 自分は死んだほうがよい。人に迷惑をかけたくない。
20. もう何も楽しいものなんか, ない。
21. これまで失敗だらけの人生でした。
22. 満足なことは何もありません。
23. 自分は生きる値打ちのない人間です。
24. 自分に何か悪いことが起こっているような気がします。
25. 自分のために人に迷惑をかけています。
26. 自分は死んだほうが家族にとってもよいと思います。
27. 何に対しても関心がなくなっています。
28. 自分はみんなに不快感を与えています。
29. 何をするにしても, ものすごく大変なんです。
30. 薬を飲んでも, 効きません。
31. 部屋の整理を考えています。
32. 薬をまとめて飲みました。
33. お酒を最近, 毎日飲んでいます。
34. 病院へ行くのも大変です。
35. 誰にも会いたくありません。
36. 遠くにあるものが近くに見えます。
37. 頭痛がひどくなっています。
38. 朝早く目が醒めます。
39. 薬がこわいです。
40. 一日中, 横になっていたいです。
41. こんな辛い症状が, 一生続くと思います。
42. 人がいっぱいいることが嫌です。外出できません。
43. 親しい人が亡くなるんじゃないかと思います。
44. ペットと遊んでいるのが楽です。
45. 頭の中で推敲して, 話をします。
46. 季節の変わり目が悪いですね。
47. ひどくチョコレートを食べたくなるときがあります。
48. 本を読んでも字を追っているだけです。
49. 周囲の話が自分を責めているみたいに聞こえます。
50. 完全主義的な性格が災いしているかもしれません。
51. 昔のことばかり考えます。
52. これから先のことはひどいことばかりです。
53. いつ症状が悪くなるのか, 予測がつきません。
54. ふろに入るのも, 面倒です。
55. 人が離れていくと不安です。

表 1-1-2　抑うつの診断

> 次のような症状が認められた場合には「抑うつ状態」と判断できる。
> 1. 抑うつ気分
>   （憂うつ，淋しい，悲しい，孤独だ，など）
> 2. 精神運動性抑制
>   ・精神機能の抑制（頭がスッキリしない，考えがまとまらない，物忘れが多い，覚えられない，集中力がない，持続力がない，など）
>   ・運動性の抑制（何をするのも億劫，何もする気になれない，など）
> 3. 身体症状
>   （食欲不振, 体重減少, 疲れやすい, 肩凝り, 頭重感, 不眠, 便秘, など）

うつ気分を伴う適応障害」のほうがはるかに多いようである。そこで，本書で「抑うつ」と言った場合には「うつ病」と「抑うつ気分を伴う適応障害」を合わせたものを意味することにする。

適応障害とうつ病

適応障害とは，社会的な機能が著しく低下し，通常の社会的（学業も含む）活動が行えないなどの社会性の低下に至る障害である。これらは情緒面や行動面に，ある症状を伴って現れる。症状は，はっきりとしたストレス因子によって確認でき，因子の発生から 3 ヶ月以内に認められるものである。そして，これらの症状はストレス因子に比べてはるかに過剰であり，ストレスを引き起こす要因に対して，その反応があまりにも大きく，その出来事よりもショック状態のほうがはるかに大きい反応である。このような状況は，従来では「心因反応」という病名が使われていた。

しかし，心因反応では周囲の出来事だけが重視され，「個」そしてその人間の主体性が軽視されているという行動医学や行動科学的な批判から，最近ではこの用語に代わり，ある状況に適応していこうとする際の障害という意味で「適応障害」という病名が使われるようになった。

これに対して，うつ病については表 1-1-3 にも示したように，興味の喪失，抑うつ気分，不眠，食欲低下，考えが進まない，自責感などの精神症状や，

表 1-1-3　DSM, Cavanaugh および Endicott のうつ病診断基準

		DSM 診断基準	Cavanaugh 診断基準	Endicott 診断基準
1	抑うつ気分	○	○	○
2	興味・喜びがない	○	○	○
3	体重の増減または食欲の増減	○		
4	不眠または睡眠過多	○		
5	精神運動制止または焦燥	○	○	○
6	易疲労性または気力減退	○		
7	無価値観または罪悪感	○	○	○
8	思考力・集中力の減退または決断困難	○	○	
9	希死念慮	○	○	○
10	身体機能に比べ日常生活が劣ったりケアに参加しない		○	
11	心配あるいは抑うつ的な表情			○
12	引きこもりまたは会話の減少			○
13	くよくよ悲観的			○
14	簡単には反応しない			○
うつ病の診断		9項目中5項目以上（1，2は必須）	7項目中5項目以上（1，2は必須）	9項目中5項目以上（1は必須）

疲れやすいなどの身体症状のうち，5つ以上が2週間以上続く場合をうつ病と診断する，といった具合に，明確な診断基準が提唱されて久しい。

また治療的にも適応障害はカウンセリングや周囲の状況の修正などによって軽快していくが，うつ病では抗うつ薬による治療が第一選択になる。最近では副作用の少ない抗うつ薬が数多く開発されているが，うつ病は診断さえ誤らなければ，薬物療法によって必ず治るものである。

身体疾患患者の抑うつの診断上の問題

身体疾患患者のうつ病を適切に診断する方法については依然として議論が多い。すなわち，抑うつの診断基準に含まれる食欲不振・体重減少・不眠・易疲労感などの身体症状は，もともとの身体疾患に基づくことも考えられ，これをカウントしてしまうと偽陽性が生ずる可能性が高くなってくるからで

ある。そのため，診断基準として，身体症状を除外したり，他の精神症状に置き換えたりする方法も検討されている[1]。

そこで表1-1-3には，代表的な診断基準であるDSM-IVのうつ病診断基準，その項目から一部削除した形のCavanaugh（カバノー）によるうつ病診断基準，およびDSM-IVの項目を削除した分，別の項目で置き換えた形のEndicott（エンディコット）のうつ病診断基準項目を示した。

まず米国精神医学会のDSM（Diagnositic & Statistical Manual of Mental Disorders）の大うつ病診断基準には9つのうつ症状の項目があり，同時に5項目以上存在すれば大うつ病と診断される。

CavanaughはDSMのうつ病診断では，身体疾患による身体症状がうつ病の身体症状とカウントされ，結果としてうつ病でないにもかかわらずうつ病の診断基準を満たすという，うつ病の偽陽性例が混じる危険性を指摘した。そこでCavanaughは，DSMの大うつ病診断に関する9項目のうち，3項目（食欲低下，睡眠障害，易疲労性または気力減退）を除外し新たに1項目（身体機能に比べ日常生活が劣っているかどうか）を追加した総計7項目のうち5項目以上認められた場合，大うつ病と診断すべきであると提唱した。しかし，これでは診断基準が厳しくなり，うつ病であるにもかかわらずうつ病の診断基準を満たさないというケースが生じ得る。つまり，うつ病の偽陽性例を振り落とすことはできても，うつ病を見落とす可能性がある。

一方，Endicottの基準は，Cavanaughと同様に身体症状に関する3項目と別の1項目（思考力，集中力の減退または決断困難）の計4項目を除外し，新たにうつ病の精神症状に関する4項目を追加した総計9項目のうち，5項目以上認められた場合，大うつ病と診断するように設定している。

うつ病に関する診断について言えば，概してDSMに比べて，Endicottのうつ病診断基準はやや厳しく，Cavanaughによる診断基準はさらに厳しくなっているということである。結論的には，Endicottの基準には，DSMの診断学的問題点を修正しながら，しかもCavanaughの診断基準にみられる「厳しすぎる」という問題点がないように思われる。

身体疾患患者のうつ病合併率

　身体疾患患者にみられるうつ病の合併率を検討する場合，どの時点でどんな方法を用いて評価されたかが問題となる。たとえば，疼痛を有する患者の場合，急性期においては不安が中心となるが，慢性期（慢性疼痛）になれば，抑うつ症状が中心となる。冠動脈バイパス手術の場合，手術を受ける以前は不安症状が主であるが，術後には抑うつ（post-operative depression）が最も一般的にみられる症状である。また身体的な外傷を受け，機能障害を有する患者の場合には，ショックから否認，否認から抑うつ反応，抑うつ反応から自立に対する反応，自立に対する反応から適応というプロセスをとるといわれている。同様のプロセスは，がん告知から受容へのプロセスも同様であり，どの時点を評価するかによって，当然うつ病の合併率は異なるだろう[2-6]。このような方法論上の限界は否めないが，これまでの報告をまとめてみる。

　まず，心筋梗塞後にうつ病が合併することはよく知られている。Hanceら[7]は，200名の心筋梗塞患者を面接したところ，その17％に大うつ病，別の17％に軽度のうつ病がみられ，その後1年間経過観察したところ，大うつ病患者の約半分は軽快しないままか再発し，軽度のうつ病患者の約半分が大うつ病に発展したことを報告している。

　また米国糖尿病学会編の「糖尿病診療のための臨床心理ガイド」[8]によれば，糖尿病における大うつ病障害の頻度は15～20％で，一般人口の約3倍であることが指摘されている。

　神経疾患患者でもうつ病はしばしば合併し，Coleら[9]は外来通院中のパーキンソン病患者の13％にうつ病，10％に気分変調性障害がみられたことを報告している。

　さらに，吉邨ら[10]の総説によれば，ほとんどの内分泌疾患患者で精神疾患合併率は高く，たとえばクッシング症候群では62％がうつ病と診断でき，甲状腺機能障害では未治療のバセドウ病で69％，機能低下症で40％がうつ病であったという。

　また，更年期障害のための産婦人科を受診した患者のうち，構造化面接に

よれば，56%に何らかの精神科診断がついたことが報告されている。もっとも多い精神疾患はうつ病で，全体の26%であったという[11]。

脳血管障害後にうつ病がしばしば合併することはよく知られている。Atromら[12]は急性期には25%が大うつ病を合併するといい，Robinsonら[13]は27%が合併すると報告した。また，継時的にみるとAtromら[12]は3年目でも，まだ大うつ病の合併率は29%であったことを報告している。青木ら[14]は脳血管障害や脊髄損傷後のリハビリテーション患者の43%に何うかの精神疾患がみられたと報告し，全体の35%が大うつ病であったと述べている。

がん患者の場合，50名のがん患者と50名の良性疾患患者に対してDSM-Ⅳに基づく構造化面接を行った結果，がん患者の28%，良性疾患患者の30%にうつ病がみられたという報告がある[15]。また，耳鼻科病棟に入院中の患者100名（50名は良性，50名は悪性疾患）に対して，同様の調査を行った結果，うつ病は良性疾患の1名，悪性疾患の9名にみられたと報告されている[16]。さらに，血液・造血器系悪性疾患患者の約29%に精神疾患が合併し，その種類はうつ病や適応障害であると報告されている[17]。

他の研究でもほとんど同様の結果で，福江らは乳がん患者の42%に精神疾患が合併していると報告し[18]，Okamuraらは再発乳がん患者の43.2%に精神疾患が合併し，6.8%がうつ病，36.4%が適応障害であることを報告し，小細胞肺がんを除く進行性肺がん患者でも同様の面接を行い，その14.4%に精神疾患が合併し，1.0%がうつ病，13.4%が適応障害であることを報告した[19]。

つまり諸外国の報告を含め，うつ病の有病率はがんの全病期を通じて10〜20%という報告が多く，適応障害を含めるとがん患者の30〜40%に抑うつがみられると報告されている。さらに，皆川ら[20]は緩和ケア病棟での終末期患者に対して同様の研究を行い，約66%に精神疾患が合併し，最も多い診断はせん妄や痴呆などの器質性精神疾患であることを報告している。

総じて，一般人の生涯発病率に関しては，抑うつ性障害は9.5%[21]，大うつ病といわれる精神障害は6.7%[21]であり，内科の入院患者では5〜45%[22]，外科の入院患者では7%[23]であるといわれている。がん患者の場合，30〜40%

にはうつ病・適応障害などがみられ，終末期になると，せん妄などの器質性精神疾患が加わるため，その有病率は70％にまで増加することになる。表1-1-4には，主な身体疾患にみられるうつ病の有病率をまとめた[24]。

悪性疾患でも良性疾患でも，身体疾患患者に精神的ケアが必要とされるのは，このような高いうつ病（抑うつ気分を呈する適応障害を含む）の合併率が示されているからである。

表1-1-4 身体疾患にみられるうつ病の有病率[24]

身体疾患	有病率（％）
がん	20～38
慢性疲労症候群	17～46
慢性疼痛	21～32
冠動脈疾患	16～19
クッシング症候群	67
痴呆	11～40
糖尿病	24
てんかん	55
血液透析	6.5
HIV感染	30
ハンチントン舞踏病	41
甲状腺機能亢進症	31
多発性硬化症	6～57
パーキンソン病	28～51
脳卒中	27

一般科医はうつ病をどのように診断しているか

さて，このように身体疾患患者に高頻度でみられるうつ病について，一般医はどのように診断しているのだろうか。これには長崎大学の中根らによる興味深い研究がある。彼らは，WHOの共同研究のなかで，精神科以外の科を受診している患者と面接して精神疾患の有無を調査したところ。外来通院中の身体疾患患者のうち，なんと21％にはなんらかの精神科的診断がつき，全体の10.5％が大うつ病であったと報告している[25]。この比率は佐藤らによるプライマリ・ケア受診者にみられる精神疾患合併率とほぼ同じである[26,27]。

さらに，精神科医が大うつ病と診断した患者35人について，内科医は28人（80％）については正常と診断していることが明らかになった。この診断率の低さは共同研究として行われたアメリカやイギリスでの診断率に比べると極端に低い（表1-1-5）[28]。

表1-1-5　一般科医師により診断できた症例の率[28]

ICD-10診断	長崎（日本）	マンチェスター（イギリス）	シアトル（USA）
アルコール依存	0.0 %	66.1 %	44.3 %
現在うつ病	19.3	69.6	56.7
全般性不安障害	22.5	72.3	46.8
パニック障害	0.0	70.6	31.9
神経衰弱	10.9	49.8	76.9
いずれかの精神障害を有する症例	18.3	62.9	56.9

　そのため，平成16年度から実施される卒後研修の必修化のなかでは，どのような形態にせよ，うつ病をはじめとした一般臨床でみられる精神症状については，すべての研修医が研修できるようなシステム作りが必要であろう[29-31]。特に，うつ病については在院日数を短縮化するためでなく，患者のQOLを損ねてしまうことになるので，正しい診断と，迅速で適切な対応が，すべての医師によってなされなければならない。

【文　献】

1. 福西勇夫，保坂　隆，堀川直史，他：身体疾患患者にみられるうつ病の診断学的問題―特に身体症状の特異性の欠如について―．総合病院精神医学 11：153-160，1999．
2. 保坂　隆，矢野　広，安藤英祐，他：身体疾患患者に合併するうつ病の診断．臨床成人病 30：1450-1453，2000．
3. 保坂　隆，小島卓也：身体疾患患者にみられる精神疾患合併率．総合病院精神医学 12：189-193，2000．
4. 保坂　隆，佐藤　武：身体疾患患者のうつ病合併率。臨床看護 27：1167-1171，2001．
5. 保坂　隆：日本におけるがん患者の精神疾患合併率と構造化された介入．松下正明（監修）福西勇夫（編集）先端医療とリエゾン精神医学．50-58，金原出版，東京，1999．

6. 保坂　隆：一般身体疾患による気分障害．今日の治療指針2002．604, 医学書院, 東京, 2002.
7. Hance M, Carney RM, Freedland KE, et al: Depression in patients with coronary heart disease. A 12-month follow up. Gen Hosp Psychiatry 18:61-65, 1996.
8. 米国糖尿病学会（編），中尾一和，石井　均（監訳）：糖尿病診療のための臨床心理ガイド．メジカルビュー社，東京，1997，pp 157-167.
9. Cole SA, Woodard JL, Juncos JL, et al: Depression and disability in Parkinson's disease. J Neuropsychiatry Clin Neurosci 8:20-25, 1966.
10. 吉邨善孝，宮岡　等：内分泌・代謝疾患とうつ病．臨床精神医学 28:157-162, 1999.
11. 室岡　守，早川達郎，富山三雄，他：婦人科と精神科の連携による更年期障害の臨床的研究．精神科治療学 14:877-881, 1999.
12. Atrom M, Adolfson R, Asplund K: Major depression in stroke patients - A 3-year longitudinal study. Stroke 24:976-982, 1993.
13. Robinson RG, Starr LB, Lipsey JR, et al: A two-year longitudinal study of post-stroke mood disorders: dynamic changes in associated variables over the first six months of follow-up. Stroke 15:510-517, 1984.
14. 青木孝之，渡辺俊之，保坂　隆，他：リハビリテーション科患者の精神科的評価．総合リハ 22:763-765, 1994.
15. Hosaka T, Aoki T: Depression among cancer patients. Psychiatry Clin Neurosci 50:309-312, 1996.
16. Hosaka T, Awazu H, Aoki T, et al: Screening for adjustment disorders and major depression in otolaryngology patients using the Hospital Anxiety and Depression scale. Intern J Psychiatry Clin Practice 3:43-48, 1999.
17. Hosaka T, et al: Emotional states of patients with hematological malignancies: Preliminary study. Jpn J Clin Oncol 24:186-190, 1994.
18. 福江真由美，他：患者心理のがんの臨床効果に及ぼす効果．がん治療と宿主 6:153-158, 1994.
19. Okamura H, Akechi T, Kugaya A, et al: Depression in patients with advanced cancer. In Current perspectives and future directions in palliative medicine, Eguchi K, Klastersky J, Feld R (eds), Springer-Verlag, Tokyo, 1998, pp 67-76.
20. 皆川英明，他：終末期がん患者の精神疾患罹患率に関する報告．第7回日本総合病院精神医学会，1994.
21. Robins LN, Helzer JE, Weissman M, et al: Lifetime prevalence of specific

psychiatric disorder in three sites. Arch Gen Psychiatry 41:934-941, 1984.
22. Maguire GP, Julier DL, Hawton KE, et al: Psychiatric morbidity and referral on two medical wards. Br J Med 1:268-270, 1974.
23. Jenkins PL, Jamil N, Taylor DA: Psychiatric morbidity in general surgical patients. (Unpublished study)
24. Wise MG, Rundell JR (Eds): Textbook of Consultation-Liaison Psychiatry. American Psychiatric Press, Washington, DC, 2002.
25. 中根允文, 田代孝子：一般診療科受診患者における精神的問題の動向. WHO国際共同研究の結果から. 看護学雑誌59: 756-758, 1995.
26. 佐藤　武・武市昌士：プライマリ・ケアにおける精神医学. 総合病院精神医学 8: 62-70, 1996.
27. 佐藤　武・武市昌士：治療の場における精神症状とその対応―プライマリー・ケア. 臨床精神医学講座第17巻リエゾン精神医学・精神科救急医療, 175-186, 中山書店, 東京, 1998.
28. Goldberg D, 洲脇　寛, 渡辺岳海（訳）：プライマリ・ケアとコミュニティーにおける精神医療. 日社精医誌 7: 63-59, 1998.
29. 保坂　隆, 青木孝之, 渡辺俊之, 佐藤　武：リエゾン精神医学からみた卒後研修での精神科必修化について. 精神神経誌 102：939-943, 2000.
30. 小島卓也, 保坂　隆：卒後臨床研修において精神医学教育はなぜ必要か. 精神神経誌 103：582-586, 2001.
31. 佐藤　武, 山田健司, 保坂　隆：非精神科医を対象とした精神科研修のあり方について―卒後研修必修化に向けて―. 総合病院精神医学 13：80-84, 2001.

2. うつ病と在院日数

青木孝之・渡辺俊之・保坂　隆

はじめに

　現行の医療法では総合病院といった場合，精神科の開設は必ずしも義務づけられていない。しかし，実際には神経症やパニック・ディスオーダーや仮面うつ病などの精神疾患の患者が，精神科がないことを知っていても受診することは多いだろうし，身体疾患のために通院あるいは入院中の患者に精神疾患が合併することも稀ではない。

　1988年に設立された日本総合病院精神医学会は「すべての総合病院に精神科の設置を」という目標を掲げているが，黒木の調査[1]によれば，全国の総合病院で精神科を併設しているのは半分にも満たないという現状が依然としてある。しかも，医療費の削減や保険制度の見直しといった医療経済の改革が推し進められている今，「すべての総合病院に精神科の設置を」というスローガンも，医療経済的な視点を考慮にいれた検討が必要である。

　本稿は，平成8年度厚生科学研究「総合病院における精神科の適正配置について」，同9年度の厚生科学研究「総合病院における精神科の役割」（ともに班長は日本医科大学付属千葉北総病院神経科：黒澤　尚教授—当時）の研究結果[1,2]の一部から，身体疾患患者に合併したうつ病について行ったふたつの研究報告である。研究タイトルは，①総合病院入院患者のうつ病合併率と入院期間，②うつ病合併の身体疾患患者に対する抗うつ薬治療の有無による入院期間の相違，である。

研究1：総合病院入院患者のうつ病合併率と入院期間
対象と方法

　神奈川県下にある精神科が併設されてないA病院（381床）の入院患者に

対して研究の意義や拒絶の権利などを説明し，同意の得られた65名（男性44名，女性21名）が対象である。対象には，米国の診断基準であるDSM-IV中の「大うつ病」に関する構造化面接を施行して，うつ病の合併率および入院期間について調査した。

《医学的条件設定》

対象患者の性別構成と入院期間は表1-2-1に示したように男女間で有意差はない。また，対象患者の基礎身体疾患は表1-2-2に示すように多種多彩であり，これらを疾患別に分類すると比較検討が困難になるため，良性疾患(糖尿病，消化性潰瘍，高血圧，肝炎，肝硬変，喘息，肺炎，慢性腎炎，骨折など）と悪性疾患（胃がん，肺がん，乳がん，腎がん，膀胱がん，白血病など）に分類した(表1-2-3)。統計的には，各グループ間での入院期間に差はなく，良性・悪性疾患の構成男女比に関しても有意差は認めない。年齢差に関しては，女性では良性・悪性疾患の両グループ間に有意差は認めず，また良性疾患内および悪性疾患内での男女間に年齢差はなかったが，男性では悪性疾患のほうが有意に高年齢であり，全体でも悪性疾患が有意に年齢が高かった。

《統計処理》

研究1および研究2ともにグループ間の人数構成の比較にはχ^2検定を用い，年齢および入院期間の比較にはt-検定，Mann-WhitheyのU-検定，分散分析を用いて統計処理を行った。

結　果

精神科医による面接によって，DSM-IV診断基準の「大うつ病」と診断される患者は14名（21.5%）であった。

この調査によるうつ病・非うつ病各グループの性別，年齢，入院期間の構成は表1-2-4に示したが，うつ病有病率に性差はなく，男性および全体ではうつ病の方が有意に入院期間が長かった（図1-2-1）。

表1-2-1 性別対象構成

	症例数	年齢	入院期間（日）
男性	44（67.7%）	54.9（±15.4）	50.8（±67.3）
女性	21（32.3%）	58.9（±15.5）	42.8（±29.0）
合計	65	56.2（±15.4）	48.2（±57.6）

表1-2-2 基礎身体疾患の内訳

診療科	症例数	身体疾患名（症例数）
内科	42	糖尿病(17),肝炎／肝硬変(6),消化性潰瘍(5),胃がん(3),白血病(3),慢性関節リウマチ(2),貧血(2),その他(高血圧,急性腸炎など)(4)
整形外科	9	骨折(8),多発性骨髄腫(1)
外科	5	胃がん(3),乳がん(1),消化性潰瘍(1)
呼吸器科	5	気管支喘息(2),肺炎(2),肺がん(1)
泌尿器科	2	腎がん(1),膀胱がん(1)
耳鼻咽喉科	1	扁桃周囲膿瘍(1)
形成外科	1	顔面外傷(1)

表1-2-3 良悪疾患別の対象構成

	性差	症例数	年齢	入院期間（日）
良性疾患	男性	34	51.1(±15.2)**	45.3±69.7
	女性	17	59.0(±17.0)	41.8±30.3
	合計	51	53.8(±16.1)*	44.2±59.2
悪性疾患	男性	10	68.0(±6.5)**	69.4±57.8
	女性	4	58.3(±7.1)	47.0±26.0
	合計	14	65.2(±7.9)*	63.0±50.8

*間（p<0.05），**間（p<0.01）で有意差あり

表1-2-4 うつ病・非うつ病の男女別比較

	性差	症例数	年齢	入院期間（日）
うつ病	男性	10	60.3 ± 14.9	91.2 ± 108.4*
	女性	4	65.3 ± 2.6	61.8 ± 33.0
	合計	14	61.7 ± 12.7	82.8 ± 93.1**
非うつ病	男性	34	53.4 ± 15.4	38.9 ± 45.3*
	女性	17	57.4 ± 16.9	38.4 ± 25.9
	合計	51	57.4 ± 16.9	38.7 ± 39.6**

＊間，＊＊間（p<0.05）で有意差あり

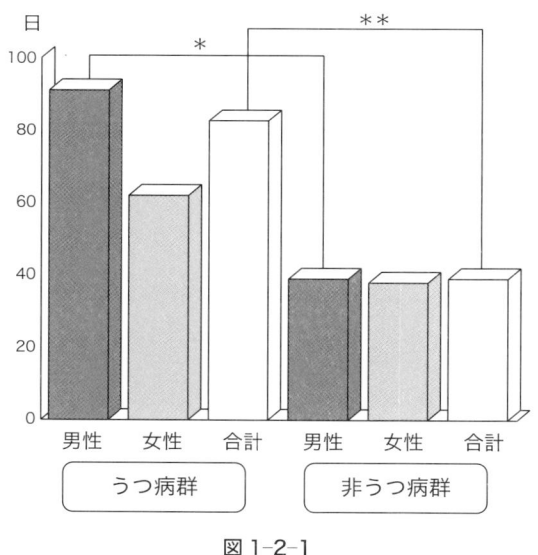

図1-2-1

　また，うつ病・非うつ病を良性疾患と悪性疾患別に検討すると，表1-2-5に示したように良性・悪性疾患別のうつ病有病率には有意差がなく，各グループの年齢構成にも有意差を認めない。
　さらに悪性疾患例での，がん告知の有無とうつ病との関係についても調査したところ，告知例・非告知例はそれぞれ7例であったが，告知例でのうつ

表1-2-5 うつ病・非うつ病の良性・悪性疾患別比較

		症例数	年齢	入院期間（日）
うつ病	良性疾患	9	58.3 ± 14.6	82.2 ± 110.3*
	悪性疾患	5	67.8 ± 4.8	83.8 ± 61.9
非うつ病	良性疾患	42	52.8 ± 16.4	36.0 ± 38.9*
	悪性疾患	9	68.3 ± 9.1	51.4 ± 43.1

*間（p<0.05）で有意差あり

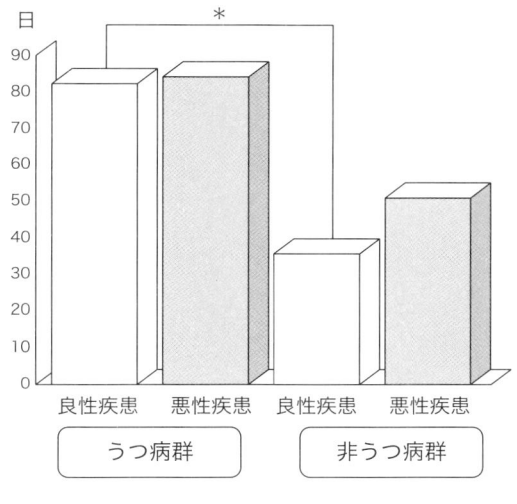

図1-2-2

病は2例，非告知例でのうつ病が5例であり，両グループ間でのうつ病有病率に有意差はなかった。また，悪性疾患群での入院期間ではうつ病・非うつ病のグループ間で有意差はないが，良性疾患群ではうつ病のほうが入院期間が長かった（図1-2-2）。

研究2：うつ病合併の身体疾患患者に対する抗うつ薬治療の有無による入院期間の相違

対象と方法

前述の研究1と同一の総合病院で精神科が開設されて約2年半が経過した時期に2ヶ月間にわたって行った調査である。7病棟のうち、内科系の2病棟を選択し、入院中の患者と家族に研究の意義と方法および拒絶の権利などを説明し、319名のうち、同意の得られた219名から死亡退院の8名を除外した211名を対象とした。対象患者とは精神疾患の有無にかかわらず調査期間中毎週定期的に面接を続け、精神状態の経過を追った。そして、精神疾患の診断がついた患者のうち、希望した者には向精神薬による薬物療法を行い、薬物療法群と非薬物療法群とで入院期間の変化を比較した。なお、面接時の診断基準はDSM-IVを用いた。なお、本稿ではその趣旨からうつ病を中心に論じる。

《医学的条件設定》

対象の内訳は男性115名（平均年齢58.5 ± 16.9歳）、女性106名（平均年齢65.6 ± 17.8歳）であり性別構成と年齢に有意差はない。基礎身体疾患は表1-2-6に示した。

結　果

対象211名のうち、32名（15.2％）にうつ病の診断がついた。各グループにおける入院期間を表1-2-7、図1-2-3に示したが、うつ病を合併したグループの入院期間が明らかに長期化していた。

つぎに、うつ病を合併した32名のうち、本人自身が抗うつ薬の内服を希望した15名の患者に対して薬物療法を行い、薬物療法を希望しなかった非薬物療法群（17名）との間で入院期間の違いを調査した。その結果は表1-2-8、図1-2-4に示したように、薬物療法群（抗うつ薬治療）の方が非薬物療法群よりも平均約40日間の入院期間短縮を認めた。

表1-2-6 症例構成

性別の構成		
	症例数	平均年齢（± SD）
合計	211	61.9 ± 17.6
男性	115（50.2%）	58.5 ± 16.9
女性	106（49.2%）	65.6 ± 17.8
身体疾患の内訳		
疾患名	症例数（%）	
糖尿病	32（15.2%）	
消化器疾患（潰瘍・イレウスなど）	23（10.9%）	
白血病（含悪性リンパ腫）	22（10.4%）	
がん（胃がん・肺がんなど）	21（10.0%）	
呼吸器疾患（肺炎・肺気腫など）	20（ 9.5%）	
肝障害（肝炎・肝硬変など）	17（ 8.1%）	
貧血	16（ 7.6%）	
脱水	15（ 7.1%）	
脳血管障害	12（ 5.7%）	
腎障害	12（ 5.7%）	
高血圧症	9（ 4.3%）	
虚血性心疾患	7（ 3.3%）	
膠原病	5（ 2.4%）	

考　察

　まず精神疾患合併率については，大うつ病，すなわち薬物療法が必要な重症度を有したうつ病については，身体疾患のために入院中の患者の21.5%に合併していることがわかった。このなかで身体疾患の種類や悪性疾患における告知の有無によるうつ病合併率の差は認めず，身体疾患の種類に関係なくうつ病が合併することが示された。なお本研究には，うつ病以外の精神疾患，たとえば神経症や心因反応（適応障害）などの心因性疾患が含まれていない

表1-2-7　研究2における入院期間の相違

	症例数	入院期間（日）
非精神疾患群	110	28.1 ± 32.5
うつ病合併症	32	59.7 ± 69.9**
全対象例	211	39.2 ± 42.9

**p<0.01

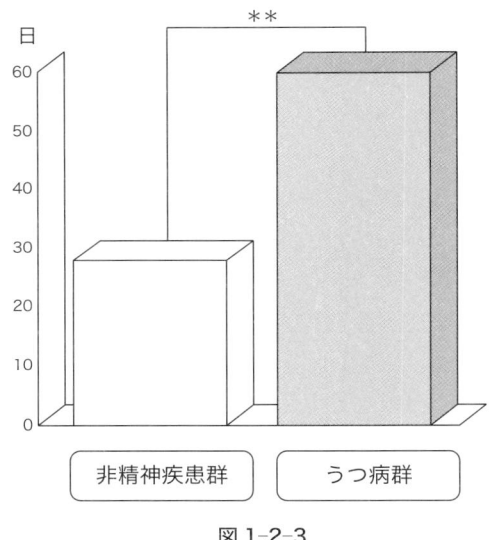

図1-2-3

ため，全体的な精神疾患合併率はもっと高値を示すはずである。実際，著者らや他の日本での研究によれば，身体疾患患者でしばしば合併する精神疾患は神経症・心因反応（適応障害）・うつ病などであり，それらの合併率を一緒にすると30〜40％という合併率でほぼ一致している[3]。

　次に，身体疾患患者にうつ病が合併すると入院期間が長くなることが本研究で示された。うつ病患者が身体症状を訴えることは当然であるが，その際に，うつ病の可能性を念頭に置かないと不必要な検査をするために入院期間が長くなったり，自覚症状が改善しないために退院への自信がないまま入院

表1-2-8 合併うつ病に対する抗うつ薬治療の有無による入院期間の差

	症例数	入院期間（日）
薬物療法群	15	38.1 ± 33.7**
非薬物療法群	17	78.2 ± 94.2

**p<0.01

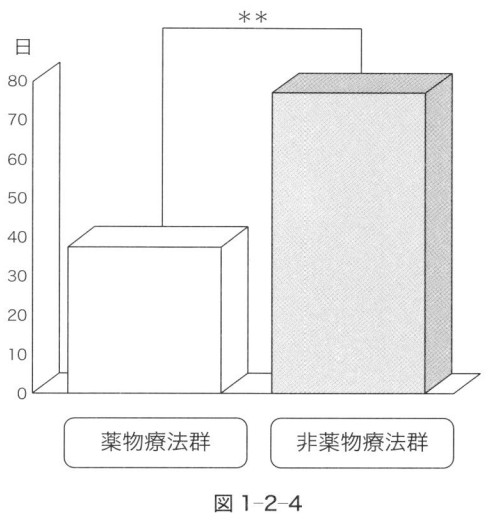

図1-2-4

期間が延長するといった背景が考えられる。

さらに研究2で示された結果から，うつ病を合併した患者に抗うつ薬を用いた薬物療法を実施した場合の方が，明らかに入院期間の短縮化につながることが明らかになった。

実際，DRGを導入した米国では，「せん妄」を合併しそれに対して適切な対応ができないでいると入院期間が長期化し，病院がその入院費を負担することになるため，ひとりのリエゾン精神科医を雇って，精神症状に対する適切な対応によって入院期間を短期化するほうが，医療経済的には病院にとってメリットが大きいという報告があるくらいである[4]。いずれにしても，身

体疾患患者に高率に合併する精神症状への対策は，患者のQOLだけの問題ではなく，医療経済的な側面でも不可欠であると考えられる。

【文　献】

1. 保坂　隆，渡辺俊之，青木孝之，奥山　徹，田中昭太郎，田中耕司，黒澤　尚：総合病院における精神科開設の意義と病院経済．日本医事新報 3866：69-72，1998．
2. Hosaka T, Aoki T, Watanabe T, Okuyama T, Kurosawa H.: Comorbidity of depression among physically ill patients and its effect on the length of hospital stay. Psychiatry and Clinical Neurosciences 53: 491-495, 1999.
3. 青木孝之，保坂　隆，渡辺俊之，奥山　徹，黒澤　尚，田中昭太郎：総合病院入院患者におけるうつ病の合併率。総合病院精神医学 9：119-123，1997．
4. Strain JJ, Lynos JS, Hammer JS, et al: Cost offset from a psychiatric consultation-liaison intervention with elderly hip fracture patients. Am J Psychiatry 148:1044-1049, 1991.

第2章 せん妄を予防し早期治療せよ

要旨 せん妄（delirium）とは，軽度から中等度の意識混濁に不安や恐怖感が加わり，幻覚や妄想状態を呈し，結果的に不穏や異常言動がみられるものをいう。せん妄と抑うつは，一般病棟でしばしばみられる精神症状であり，総合病院精神科に依頼される二大精神症状であると言える。

研究の方法や身体疾患の種類が異なるため，せん妄の合併率についての報告は10～40％とかなりの幅がある。一般に，高齢患者・術後患者・ICU入室中・がんやAIDSなどの身体的重症度が高い患者などで，せん妄の合併率は高くなる。

せん妄を生ずると，通常の身体的治療が予定通り進まず，家族の不安を助長し，身体拘束や強力な鎮静作用のある薬物を使用せざるを得なくなる。また，不穏がみられたり，現実検討能力が障害されるため患者にとって危険な場面も予想される。

実際に，せん妄を合併すると入院期間は有意に延長することが示され，薬物療法を施行することにより入院期間は短縮化することも示された。つまり，在院日数の短縮化のためには，せん妄を予防するか，あるいは早期発見して薬物療法により早期治療することが必要なのである。

早期発見と言えば，患者を24時間みている看護スタッフに使用できるツールが有用であり，第4章にはわれわれが作成した本邦初の「せん妄スクリーニング・ツール（DST）」を紹介してある。

1. 身体疾患患者のせん妄合併率

佐藤　武・岸　泰宏・保坂　隆

せん妄とは

せん妄（delirium）とは，認知，気分，注意，覚醒および意識に関する動揺性の障害を特徴とし，それまでに知的障害がなくとも，身体疾患を基盤として脳の機能不全が生じ，急性に発症する状態である。せん妄は急性錯乱状態と同義語として使われ，活動亢進のある混乱した状態という意味で使用されることもある。一般に軽度の意識障害に伴って精神運動興奮がみられ，幻覚（主に幻視），錯覚，不安などを示す。

一見すると痴呆のように見えるが，痴呆との差は，症状が動揺する，夜間に増悪する，発症が急であるなどが特徴である。また，意識混濁があり，注意散漫であり，注意を集中することが困難である。そのため，周囲からの情報を正確に理解したり，解釈したりすることや，新しい情報を獲得したり記憶することも困難である。このような状態では，事実に基づく情報を誤って解釈し，錯覚を起こすことがある。

結果として，論理的に思考することはできず，不安になり動揺し，幻覚や妄想がみられ，その結果として，周囲からは「異常言動」としてとらえられることになる。

しかし，その一方で，意識混濁があるものの，周囲に関心を示さない「非活動型」のせん妄もある。この場合では，誤ってうつ病と思われてしまうこともある。

せん妄の診断基準

米国精神医学会が作成する精神障害の分類であるDSM-IV[1]によれば，せん妄の診断基準は表2-1-1の通りである。

表 2-1-1　せん妄の診断基準

> A. 注意を集中し，持続し，他に転じる能力の低下を伴う意識障害（すなわち，環境認識における清明度の低下）。
> B. 認知の変化（記憶欠損，失見当識，言語障害など）または，すでに先行し，確立され，または進行中の痴呆ではうまく説明できない認知障害の出現。
> C. その障害は短期間のうちに出現し（通常数時間から数日），1 日のうちで変動する傾向がある。
>
> 全身性内科疾患に起因するせん妄では：
> 　　病歴，身体診察，または臨床検査所見から障害が全身性内科疾患の直接の生理的な結果であることを示す。
>
> 物質中毒性のせん妄の場合：
> 　　以下のいずれかを示す，病歴，身体診察，または臨床検査の所見。
> 　　1. 最初の 2 つの基準に記載された症状が物質中毒の期間に出現。
> 　　2. 薬物使用がその障害と病因的に関連している。
>
> 物質離脱性のせん妄の場合：
> 　　離脱症状群の期間中，または少し後に，病歴，身体診察，または臨床検査所見から最初の 2 つの基準に記載された症状が生じた証拠がある。
>
> 複数の病因によるせん妄の場合：
> 　　病歴，身体診察，または臨床検査所見から，そのせん妄に 2 つ以上の病因（例，2 つ以上の全身性内科疾患，全身性内科疾患＋物質中毒または薬物の副作用）があるという証拠がある。

せん妄の主な原因

せん妄は，心理的な原因ではなく，何らかの身体の病気や異常によって生じるものである。頻度の高い身体疾患としては，肺炎などの感染症，心不全や肺機能の低下，栄養障害や脱水，薬の副作用などがあげられる。せん妄を生じる主な身体疾患を表 2-1-2 に示す。

上記の原因に対する適切な治療をすれば，せん妄は改善し，放置すると悪化したり，痴呆を残すこともある。したがって，早期診断，早期治療が特に大切である。では，せん妄を適切に診断するにはどのような方法があるのだろうか。

表 2-1-2　せん妄の主な原因

1. 頭蓋内異常
2. 感染症：肺炎など
3. 脳低酸素症
　　①脳への血液供給の不足：高血圧，心不全など
　　②肺での酸素交換の不足：肺気腫，喘息など
　　③血液の不足：貧血など
4. 栄養障害
5. 脱水
6. 肝臓，腎臓疾患
7. 内分泌疾患
8. 外傷，骨折
9. 低体温，高体温
10. 痛み：ヘルペス，緑内障，歯痛など
11. 身体的不快感：便秘，排尿困難，かゆみなど
12. 医源性，薬物性
　　①精神安定剤，睡眠薬　　②強心剤：ジギタリス製剤など
　　③血圧降下剤，利尿剤　　④ステロイド剤
　　⑤抗パーキンソン剤　　　⑥胃腸薬
　　⑦かぜ薬，かゆみ止め　　⑧糖尿病治療薬
　　⑨その他
13. 心理的ストレス
14. その他

せん妄を診断するための評価尺度，面接スケジュールおよび症状チェックリスト

　せん妄を診断するための看護スタッフによる評価尺度，面接スケジュールおよび症状チェックリストを表 2-1-3 に示した。

　せん妄を発見するのは，病棟で絶えず患者を観察する看護スタッフによるところが大きいため，これまで看護スタッフが開発した 4 つの評価尺度が使用されている[2-5]。それらは，NEECHAM Confusion Scale, Confusion Rating Scale (CRS), Clinical Assessment of Confusion-A (CAC-A), MCV Nursing Delirium Rating Scale (MCV-NDRS) などであるが，それぞれのスクリーニング法には，使用目的によって利点と欠点があり，適宜組み合わせて診断がな

表2-1-3 せん妄を診断する心理検査

ナースによる スクリーニング法	NEECHAM Confusion Scale（1987）[2] Confusion Rating Scale（CRS, 1991）[3] Clinical Assessment of Confusion-A,（CAC-A, 1990）[4] MCV Nursing Delirium Rating Scale（MCV-NDRS, 1991）[5]
面接スケジュール	Delirium Symptom Interview（DSI, 1992）[6]
症状チェックリスト	Delirium Scale（D-Scale, 1973）[7] Global Accessibility Rating Scale（GARS, 1985）[8] Sakatoon Delirium Checklist（SDC, 1988）[9] Organic Brain Syndrome Scale（OBSS, 1987）[10] Confusion Assessment Method（CAM, 1990）[11] Delirium Rating Scale（DRS, 1988）[12] Memorial Delirium Assessment Scale（MDAS, 1993）[13]

されている。

面接スケジュールによって，せん妄を診断する方法として，Delirium Symptom Interview（DSI）が開発された[6]。この診断方法は，医師や看護スタッフでなくとも，一定の訓練を受ければ，誰でもせん妄が診断できる簡便なツールである。

症状チェックリストとして，現在使用されているものでは[7-13]，Delirium Scale（D-Scale），Global Accessibility Rating Scale（GARS），Sakatoon Delirium Checklist（SDC），Organic Brain Syndrome Scale（OBSS），Confusion Assessment Method（CAM），Delirium Rating Scale（DRS），Memorial Delirium Assessment Scale（MDAS）があげられるが，実際の診療には症状チェックリストを用いた診断が一般的であり，特にTrzepaczによるDelirium Rating Scale[12]が最も利用されている。

また，本書第4章に掲載されている「せん妄・スクリーニング・ツール（Delirium Screening Tool, DST）は町田らにより開発された本邦初の，看護スタッフによるスクリーニング法である。

身体疾患患者のせん妄合併率

身体疾患患者のせん妄合併率に関する報告に関して，これまで示した評価尺度を用いた客観的なエビデンスがある。

米国精神医学会は1999年に「せん妄のワーク・グループ（Work Group on Delirium）」を組織し，せん妄を有する患者の治療に関するガイドラインを作成した[14]。その結果によれば，術後患者の51％がせん妄を呈し，末期状態にある80％以上の患者がせん妄を呈したと報告されている。また，入院中のがん患者の25％がせん妄を呈し，AIDS患者の30〜40％がせん妄を呈していた。さらに，老人の入院患者では，40％がせん妄を呈していたと記載されている。

一方，Fannによれば，一般病院におけるせん妄の時点有病率は10〜30％であった[15]。またFrancisらは，老人の一般内科病棟では，入院時に16％がせん妄を呈し，入院後新たに6％の患者にせん妄が発生したという[16]。さらに進行がん患者に関しては，Lawlerは入院時に42％がせん妄を呈し，入院後に新たに24％がせん妄を呈するようになり，終末期には88％の患者がせん妄を呈したと報告した[17]。

一方，外科患者においては，Francisは10〜50％にせん妄がみられたと報告した[18]。また入院AIDS患者のせん妄合併率は，12〜57％であると報告されている[19]。さらに，65歳以上の老人では，入院時に10％の患者がせん妄を呈し，入院後さらに10〜15％の患者がせん妄を呈するようになると報告されている[20]。ハーバード大学におけるLiptzinとLevkoff（1992）の研究では，65歳以上の325名の老人患者中125名（38.5％）がDSM-IIIのせん妄の診断基準を満たす状態となり，過活動型（hyperactive type）が15％，非活動型（hypoactive type）が19％，両者の混合型（mixed type）が52％，その他が14％にみられたと報告した[21]。ICUにおけるせん妄の有病率は15〜40％であり[22-24]，せん妄を呈した患者の予後は悪く，死亡率は10〜30％に範囲にあると報告されている[25,26]。

表 2-1-4　身体疾患患者のせん妄合併率

総合病院全体における時点有病率	10～30%	Fann JR (2000) [15]
老人患者の一般内科病院における有病率（入院時）	16%	Francis J (1990) [16]
入院後の新症例	6%	Francis J (1990) [16]
65歳以上の患者　一般内科病棟入院患者	10%	APA (2000) [20]
入院後に新たにせん妄が発生する患者	10～15%	APA (2000) [20]
高齢入院患者	40%	WGD (1999) [14]
入院がん患者	25%	WGD (1999) [14]
進行がん患者　　　　　　　　入院時	42%	Lawlor PG et (2000) [17]
入院後	24%	Lawlor PG et (2000) [17]
終末期	88%	Lawlor PG et (2000) [17]
終末期患者	80%	WGD (1999) [14]
外科入院患者	10～50%	Francis J (1992) [18]
術後せん妄	51%	WGD (1999) [14]
AIDSの入院患者	12～57%	Uldall KK et al (2000) [19]
AIDS患者	30～40%	WGD* (1999) [14]
ICUに入院中の患者	15～40%	Tess MM (1991) [23]
(ICUに入院中でせん妄を生じた例の致死率)	(10～33%)	Inaba-Roland KE et (1992) [26]

*WGD: Work Group on Delirium, APA: American Psychiatric Association

　以上の身体疾患患者のせん妄合併率をまとめると，表2-1-4のようになる。総じて，高齢，術後，がん，AIDSなどの身体的重症度が高くなるにつれ，せん妄の合併率も高くなるのは当然であろう。

【文　献】

1. American Psychiatric Association: Diagnostic and Statistical Manual of Mental Disorders. 4th edition,. Washington, DC, American Psychiatric Association, 1994, pp. 129, 131-133.
2. Champagne MT, Neelon VJ, McConnell ES, et al.: The NEECHAM Confusion

Scale: assessing confusion in the hospitalized and nursing home elderly. Gerontologist 27: 4A, 1987.
3. Williams M, Ward D, Campbell E: Confusion: testing vs observation. J Gerontol Nursing 14: 25-30, 1988.
4. Vermeersch PE: The clinical assessment of confusion - A. Appl Nurs Res 3: 128-133, 1990.
5. Rutherford L, Sessler CN, Levenson JL, et al: Prospective evaluation of delirium and agitation in a medical intensive care unit. Crit Care Med 19:S81, 1991.
6. Albert MS, Levkoff SE, Reilly C, et al: The Delirium Symptom Interview: an interview for the detection of delirium symptoms in hospitalized patients. J Geriatr Psychiatry Neurol 5:14-21, 1992.
7. Lowy FH, Engelsmann F, Lipowski ZJ: Study of cognitive functioning in a medical population. Compr Psychiatry 14: 331-338, 1973.
8. Anthony JC, LeResche LA, von Korff MR, et al: Screening of delirium on a general medical ward: the tachistoscope and a global accessibility rating. Gen Hosp Psychiatry 7: 36-42, 1985.
9. Miller PS, Richardson JS, Jyu CA, et al: Association of low serum anticholinergic levels and cognitive impairment in elderly presurgical patients. Am J Psychiatry 145: 342-345, 1988.
10. Gustafsson L: Organic brain scale (OBS) (Abstract #128) II. International Congress on Psychogeriatric Medicine, Umea, Sweden, 1985.
11. Inouye SK, van Dyck CH, Alessi CA, et al: Clarifying confusion: the confusion assessment method. Ann Int Med 113: 941-948, 1990.
12. Trezepacz PT, Baker RW, Greenhouse J: A symptom rating scale for delirium. Psychiatr Res 23: 89-97, 1988.
13. Smith MJ, Breitbart WS, Passik S, et al: The Memorial Delirium Assessment Scale (MDAS): psychosomatic characteristics. Proceeding of Academy of Psychosomatic Medicine annual meeting. New Orleans (Abstract #42) 1993, p18.
14. Work Group on Delirium: Practice Guideline for the Treatment of Patients with Delirium. American Psychiatric Association, Washington DC, 1999.
15. Fann JR: The epidemiology of delirium: a review of studies and methodological issues. Semin Clin Neuropsychiatry 5: 64-74, 2000.
16. Francis J, Martin D, Kapoor WN: A prospective study of delirium in

hospitalized elderly. JAMA 263: 1097-1101, 1990.
17. Lawlor PG, Gagnon B, Mancini IL, et al: Occurrence, causes, and outcome of delirium in patients with advanced cancer: a prospective study. Arch Intern Med 260: 786-794, 2000.
18. Francis J: Delirium in older patients. J Am Geriatr Soc 40: 829-838, 1992.
19. Uldall KK, Harris VL, Lalonde B: Outcomes associated with delirium in acutely hospitalized acquired immune deficiency syndrome patients. Compr Psychiatry 41: 88-91, 2000.
20. American Psychiatric Association: Delirium. DSM-IV Text Revision, Washington DC, American Psychiatric Association, 2000.
21. Liptzin B, Levekoff SE: An empirical study of delirum subtypes. Br J Psychiatry 161:843-845, 1992.
22. Armstrong SC, Cozza KL, Watanabe KS: The misdiagnosis of delirium. Psychosomatics 38: 433-439, 1997.
23. Tess MM: Acute confusional states in critically ill patients: a review. J Neurosci Nurs 23: 398-402, 1991.
24. Cripppen DW: Pharmacologic treatment of brain failure and delirium. Crit Care Clin 10: 733-766, 1994.
25. Ludwig LM: Acute brain failure in the critically ill patient. Crit Care Nurse 9: 62-75, 1989.
26. Inaba-Roland KE, Maricle RA: Assessing delirium in the acute care setting. Heart Lung 21: 48-55, 1992.

2. せん妄と在院日数

青木孝之・渡辺俊之・保坂　隆

はじめに

　せん妄は，うつ病と同様に，総合病院入院中の身体疾患患者でしばしばみられる精神障害である。せん妄の基本的な病態は意識障害であるが，内科や外科などの一般診療科で認識される「意識清明度」とは異なり，意識混濁に付随して生じる精神症状に基準をおいた「意識変容」が問題になる。

　精神科に依頼される理由としては，「意味不明の言動や不自然な行動などを呈している」というものや「反応が乏しくなって，会話が成立しなくなった」などが多い。具体的には，「点滴を勝手に抜いてしまう」「興奮して怒鳴っている」「一日中動かずに食事もしない」「治療や検査ができない」などがあげられる。

　このような状態が継続すると，一般診療科のスタッフがその状態の理解や対応に困窮するばかりではなく，患者の身体治療の進展に支障をきたしたりする場合が多い。それに伴って身体治療が停滞し入院期間が長期化したり，身体的活動が制限されて臥床傾向になるために誤嚥や褥創などの新たな問題が生じて入院期間が長期化することが予想される。

　そこで，実際にせん妄が生ずると，入院期間にどのような影響を及ぼすのかについて調査したので，その結果を報告する。

対象と方法

　神奈川県下にある A 総合病院（380 床）の入院患者で精神科に診察依頼のあった症例のうち，せん妄と診断する件数が最も多かった整形外科病棟で調査した。

　基礎疾患としてせん妄を呈する割合の多かった大腿骨頸部骨折術後の患者

を対象にした。せん妄と診断がついた大腿骨頸部骨折術後の14症例と，同時期に入院していた同じ疾患（大腿骨頸部骨折術後）の患者18例をコントロール群として入院期間を比較した。

さらにせん妄を生じた症例では，家族にせん妄状態の意味とそれに対する治療方法を説明し，薬物療法の同意を得て実施した9症例と，薬物療法を希望しなかった5症例との入院期間についても調査した。なお，薬物療法を希望しなかった場合でも，せん妄を生じた症例に対しては全てコンサルテーション・リエゾン精神医療の観点から環境調整や睡眠・覚醒リズムの形成などの対応は行っている。また，入院期間とコントロール群についての情報は退院サマリーの記載事項を参考にした。

結　果

せん妄を合併したグループとせん妄を生じなかったコントロール群の性別・年齢および入院期間について表2-2-1に示した。男女比や年齢構成には有意差はなかったが，入院期間はせん妄合併群で有意に長かった（図2-2-1）。

また，薬物療法の実施の有無による入院期間の相違に関しては，表2-2-2に示したように，薬物療法を実施した方が薬物を使用しなかった場合よりも有意に入院期間を短縮できるという結果を得た（図2-2-2）。

表2-2-1　せん妄合併有無の各群構成

	性差	症例数	年齢	入院期間（日）
せん妄合併	男性	8	70.9（± 7.4）	142.9 ± 37.9**
	女性	6	68.2（± 3.8）	123.7 ± 26.3**
	合計	14	69.7（± 4.4）	134.6 ± 33.7**
コントロール群（せん妄なし）	男性	9	65.9（± 5.9）	88.1 ± 15.8
	女性	9	69.3（± 7.1）	65.1 ± 10.8
	合計	18	67.6（± 6.5）	76.6 ± 17.7

**($p<0.01$)

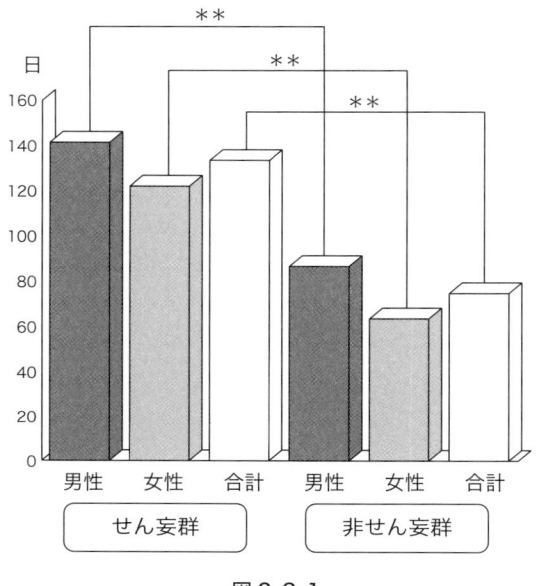

図 2-2-1

考　察

　この調査は，医学的条件を均一にするために大腿骨頸部骨折を基礎疾患として選択し，精神科に依頼のあったせん妄合併症例群と精神科に依頼がなかったコントロール群との入院期間を比較したものである。

　結果は，せん妄合併群の方がコントロール群よりも，明らかに入院期間が長期化していた。これは大腿骨頸部骨折の治療経過，手術による骨折整復（または人工骨頭置換）→リハビリテーション→歩行回復→退院という展開を考慮した場合，せん妄を生じたためにリハビリテーション→歩行回復の段階で治療の流れが一時中断してしまい，入院期間が長引いたものと考えられる。

　また薬物療法の有無による入院期間の比較では，薬物療法を実施した方が，薬物療法を併用しなかったグループよりも，長期化する入院期間を短縮することができることが示唆された。

　なお，向精神薬の使用については，基礎にある身体疾患との関連があるた

表 2-2-2　薬物療法の有無による入院期間の差違

	症例数	入院期間（日）
薬物治療群	9	118.2 ± 25.5
非薬物療法群	5	164.2 ± 26.4**

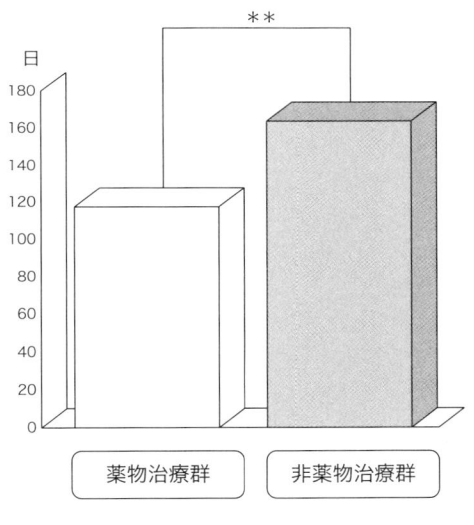

**($p<0.01$)

図 2-2-2

めに全例に適応すべきかという問題は一概に論じることはできないが，今回の結果からは，環境調整と対応の工夫だけの場合よりも薬物療法を併用した方が，せん妄状態からの回復が早いという結論に至ると思われる。

参考 ＜全対象例の性別対象構成＞

	症例数	年齢	入院期間（日）
男性	17（53.1％）	68.2 ± 5.7	113.9 ± 39.4
女性	15（46.9％）	68.9 ± 5.8	88.5 ± 34.6
合計	32	68.5 ± 5.7	102.1 ± 38.8

第3章
常勤の精神科医を確保せよ

要旨 身体疾患患者にうつ病やせん妄などの精神疾患が合併するのは，それぞれ30％前後にもおよび，まさに無視できない状況にあることを示してきた。さらに，これらの精神疾患の合併によって，入院期間が有意に延長すること，同時に，それに対して適切な精神科的な治療を行うことによって，入院期間が短縮化されることもわかった。言い換えるならば，在院日数短縮化のためには，総合病院における精神医学的知識は必須であり，当然のこととして，精神科医がいることが効果的だということである。

総合病院に精神科を開設する際には，週1～2回という非常勤型と，文字通り，常に精神科医がいる常勤型のどちらが効率がいいかといった課題がある。この「いずれのタイプでの精神科開設が，より医療経済的効果をもたらすか」ということに関する総合病院のデータからは，「総合病院では，最初から常勤体制として開設運営していく方が，外来患者および保険点数の増加率が高くなる」ことが強く示唆されている。

また，常勤開設型は，さらに副次的な効果も十分に期待できるようである。常勤開設型の院長は，精神科開設のこの副次的効果について，常勤体制が非常勤体制よりも勝る点として，「安心感」と「教育的関与」を挙げた。つまり，精神科医が常に病院のメンバーとして院内にいることによって，一般科医療スタッフは「必要時には，いつでも患者のメンタルケアに関するサポートが受けられる」という安心感をもちながら，患者の身体的治療にあたることができる。そして，さらに重要なこととして，このように，患者の精神症状に対して，身体科の医療スタッフが日常の診療で忘れがちな心理社会的観点を常に認識するため，一般科スタッフへの潜在的な教育効果が期待できるというのである。

ここで強調したいことは，このスタッフの安心感や余裕，それに心理社会的側面への配慮ができることは，患者のQOL向上に直接的に反映されるという点である。

1. 医療経済的にみた精神科医の雇用

渡辺俊之・青木孝之・保坂　隆

はじめに

現在の医療法では，総合病院における精神科の開設は必ずしも義務づけられていない。しかし総合病院には，神経症，パニック・ディスオーダー，仮面うつ病，心気症といった軽症の精神疾患の患者が訪れることも少なくない。こうした精神疾患を身体疾患と考えて，精神科がない総合病院を受診する患者は多いであろうし，身体疾患で通院あるいは入院している患者に，精神疾患が合併していることも稀ではない。さらに，これまで述べてきたとおり，抑うつやせん妄は，かなりの頻度でみられる。

1988年に設立された日本総合病院精神医学会は，「すべての総合病院に精神科の設置を」という目標を掲げている。しかし黒木の調査[1]によれば，全国で精神科を併設している総合病院は半分にも満たないという現状がある。しかも，医療費の削減や保健制度の見直しといった医療経済の改革が推し進められている今日，医療経済的な視点を考慮にいれた検討もまた重要である。

本稿は，平成8年度厚生科学研究「総合病院における精神科の適正配置について」，同9年度の厚生科学研究「総合病院における精神科の役割」（ともに班長は日本医科大学付属千葉北総病院神経科：黒澤　尚教授—当時）の研究結果の一部をもとに，医療経済的にみた精神科医の雇用について論じたものである。

対象と方法

○研究1：精神科が設置されていない総合病院における，医療従事者の精神医学的認識

精神科が併設されてないA病院（520床）の医師・看護師らを対象にして，

精神科への認識などについて「精神医学認識尺度」[2]に基づいてアンケート調査をした。

○研究2：医療経済からみた総合病院精神科

研究1のあとでA病院には，平成9年4月より常勤1名，非常勤1名の精神科医が勤務するようになり「神経科・精神科」を標榜するようになった。

一方，神奈川県下にあるB病院は450床からなる総合病院であり，平成8年4月より週に半日だけ非常勤の精神科医によって精神科外来が開設されている。

A病院は開設から7ヶ月が経過した時点，B病院は開設から19ヶ月が経過した時点で，①開設からの患者数の推移，②収益の推移，③一般病棟における精神科医の参加（リエゾン精神医学）について調査した。

結　果

○研究1：精神科のない総合病院における精神医学的認識

アンケートは総合病院の医療従事者222名から回答が得られた。その職種による内訳は，医師31・看護師179・その他12であった

精神科開設への期待に関しては，職員全体の58％（129名）が精神科設置の必要性を認めていた。逆に，精神科の必要性を認めていない者は全体の6％（15名）に過ぎなかった。

精神科医の勤務日数に関しては，全体職員の32％（75名）が，精神科医の常勤（精神科病棟なし）を希望し，29％（65名）は週に1日，20％が週に2〜3日の精神科医の勤務を希望していた。

また，精神科医が不在の状況における精神科的な知識や技術についての質問に関しては，図3-1-1に示したように，精神症状に「充分に対応できる」と回答した者は5％に満たなかった。しばしばみられる痴呆や不眠症にはある程度は対応できているが，心気症や身体表現性障害の知識については「知らない」と答える職員が多かった。

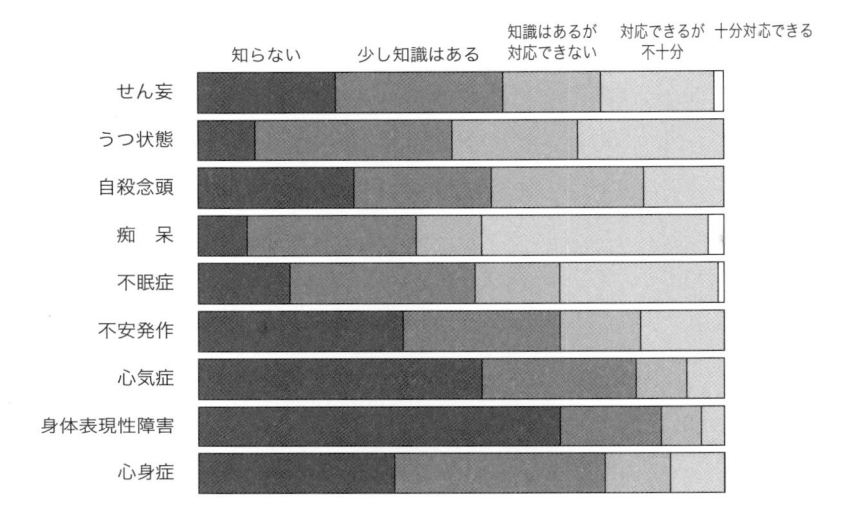

図 3-1-1

○研究 2：医療経済からみた総合病院精神科
《外来患者の増加について》
(1) A 病院（週 5 日の常勤体制）

精神科開設（1997 年 6 月）から同年 12 月 31 日まで 7 ヶ月の総受診患者数（初診，再診を含む）は 1,961 名で，初診者数は 355 名であった。1 ヶ月平均の患者数 280 人であり，1 回の外来で約 11.1 人の患者を診察していることになる。1 時間に 2.8〜3.7 人の患者をみており，1 人の患者に 20 分前後の時間をかけている。調査期間中の月別の受診者数を図 3-1-2 に示した。

(2) B 病院（週半日の非常勤体制）

精神科開設（1996 年 6 月）から 1997 年 12 月 31 日まで 19 ヶ月の総受診者数は 798 名で，初診者数は 217 名であった。1 ヶ月平均の患者数は 41 名であり，半日の外来で約 10 人を診察している。1 時間に約 3 人の患者を診察しており 1 人に 20 分前後の時間をかけている。

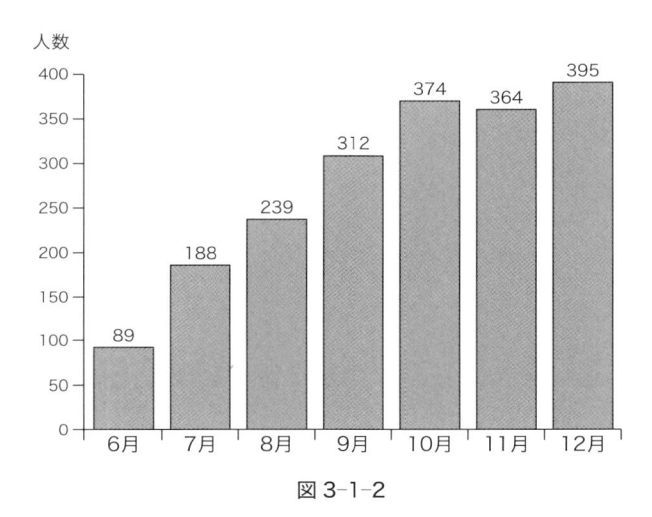

人数
- 6月: 89
- 7月: 188
- 8月: 239
- 9月: 312
- 10月: 374
- 11月: 364
- 12月: 395

図 3-1-2

《病棟におけるリエゾン活動について》

(1) A病院

開設から97年12月31日までの他科からの依頼の総数は144件であった。カンファレンスや講義にかけた時間は14時間、病棟カンファレンスは6病棟について42時間、不定期なカンファレンスは7時間であり、合計63時間をカンファレンスに使用していた。また看護学生への講義に使用した時間は52時間であった。合計115時間を使用したことになるので、1週間でカンファレンスには2.5時間、講義には4時間をかけていることになる。

(2) B病院

開設から97年12月31日までの他科からの依頼の総数は38件であった。開設から12月31日までにカンファレンスや講義にかけた時間は2時間、講義は1時間であった。

《経済的側面》

(1) A病院

開設から97年12月31日までの各月の保険点数請求額は図3-1-3に示し

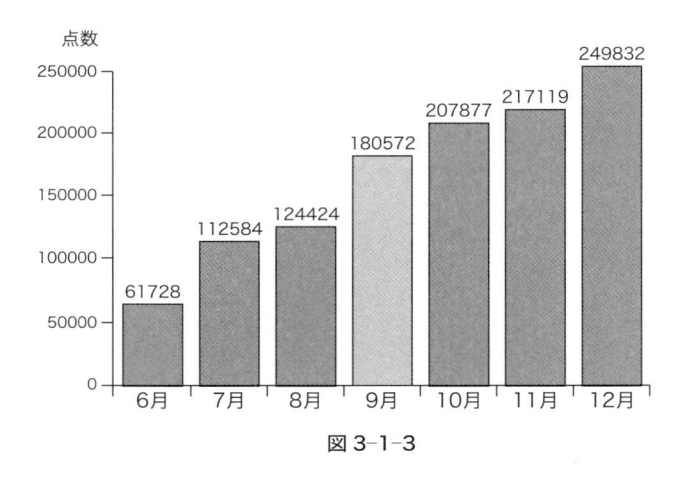

```
点数
250000                                           249832
                                        217119
                               207877
200000                180572
150000         124424
        112584
100000
  61728
 50000
     0
      6月   7月   8月   9月   10月  11月  12月
```

図 3-1-3

た。開設してから順調に保険点数が増加し，7ヶ月目には 25 万点に達しようとしているが，その後も順調に増加している。

(2) B 病院

開設から 97 年 12 月 31 日までの各月の保険点数請求額は，図には示さなかったが，1 年間くらいで増加は止まっている。

考　察

考察を進めるにあたり，A 病院を常勤開設型総合病院精神科（以下常勤開設型），B 病院を非常勤開設型総合病院精神科（以下非常勤開設型）と呼ぶ。全ての総合病院精神科はこのどちらかのタイプに属する。

総合病院での精神科医療を効率よく実践していくためには，他科スタッフのニーズを汲み取り，スタッフの精神医学の経験や知識の水準に合わせて介入していくことが重要である。

本研究の結果が示したように，職員全体の 58％（129 名）が精神科設置の必要性を認めていたことは，総合病院には精神科が必要であることを無条件に示していると言ってよい。

精神症状についての知識では，心気症，身体化障害についての知識不足が

目立ち，心身症の理解について混乱を認めた。これらは，いずれも身体的訴えや身体症状を示す疾患群であり，身体科病棟に勤務するスタッフが日常的に遭遇していることは少なくない。しかし，分裂病や躁うつ病のような明らかな精神症状を呈する疾患群よりも，上記のような，いわば身体科と精神科の境界領域の疾患群のほうがスタッフの認識から漏れてしまうことが考えられ，精神科の対象として事例化されにくいことが推察される。総合病院精神科医は，こうした疾患群を事例として掘り起こし，治療の対象としていくために，スタッフにも教育的に関与することが必要になるであろう。

次に常勤開設型と非常勤開設型について，開設から7ヶ月目までの総患者数と保険点数請求の伸び率について，1回の外来あたりの増加率で比較したところ，常勤開設型は1回の外来を行う度に1.7人増加しており，非常勤開設型では0.7人増加していた。保険点数請求を1回の外来あたりで比較したところ，常勤開設型では1回の外来あたり1,068点増加しており，非常勤開設型では1回の外来の度に493点ずつ増加していた。この差については，非常勤開設型が位置する市内には大学病院精神科があること，近隣に精神科クリニックがあることや人口差などの影響因子を考慮する必要があるが，やはり総合病院精神科開設にあたっては，「最初から常勤体制として開設運営していく方が，外来患者および保険点数の増加率が高くなる」ことが強く示唆された[3,4]。

特に診療報酬の伸びについて，週1回の非常勤開設型では4万点/月をピークに伸びが止まり，この辺が非常勤型の総合病院精神科の限界なのかとも思える。一方，常勤開設型の場合にはちょうどこの6倍に達したことになり，勤務日数で割れば，ちょうど非常勤の場合と同じと言うこともできるが，精神科の窓口が開いていれば利用者（直接受診する患者や紹介する医師）は増えることを意味している。

常勤開設型は，こうした医療経済的な効果に加えて，副次的な効果も十分に期待できる。常勤開設型の院長は，精神科開設の副次的効果について，常勤体制が非常勤体制よりも勝る点は「安心感」と「教育的関与」であると述

べた。精神科医が常に病院のメンバーとして院内にいるという安心感は，不穏患者に迅速な対応ができるばかりでなく，身体科の医療スタッフが日常の診療で忘れがちな心理社会的観点を常に認識するため，身体科スタッフへの潜在的な教育効果が期待できるというのである。また，精神科医によるカンファレンスへの参加や講義により，医師，看護スタッフへの精神医学的教育の効果が短期間であるにもかかわらず浸透してきていると述べていた。特に看護スタッフは，心理的ケアのニーズを常に認識しており，精神医学への興味は高いという。総合病院のなかに精神医学を根付かせていくために，まずは非常勤で始めて患者が増え，他科スタッフからのニーズが高まった段階で常勤体制に発展させていくというストラテジーがあるが，総合病院精神医学に関してだけ言えば，最初から「常勤開設型」で始めたほうがすべての面で効率的であると言える。

　このように，現代において総合病院精神科医の雇用は，医療経済的にも十分にその効果があることが理解できたと思う。その際，非常勤開設型よりも常勤開設型を選択したほうが，副次的効果が大きいことも本研究は示していた。

おわりに

　医学全体の中での精神医学の位置づけは重要性を増してきており，総合病院精神科は身体科医療と精神医療をつなぐ橋渡しの役割を期待されている。精神科を持たない総合病院は，潜在的な精神医学的問題を抱えている。自殺企図者の増加，介護をめぐる心理的問題の増加など，総合病院を中心にしたメンタルケアのニーズは急速に高まっている。また，総合病院精神科は単科精神病院に比べて敷居が低く，患者が受診しやすいという利点もある。さらに，今日急速に増加している精神科診療所やメンタル・クリニックと比較しても，「身体的精査が受けやすい」，「他科と一緒に受診できる」という利点があり，総合病院精神科の存在は重要な位置づけであると言えよう。

　総合病院精神科はどのような段階を経て開設にいたるのだろうか。徐々に

スタッフの間で心理社会的問題が認識されはじめ，精神医療のニーズが，ある閾値（他科スタッフの心理社会的問題に対する対処能力）を越えて高まったときに，精神科開設が決定されるのであろう。そして，医療経済的な価値が認識された時に初めて，その存在は確固たるものになるのだと思う。

　総合病院精神科医は，他科スタッフのニーズを汲み取り，それに対応していくための，特別な技法や対人関係技術が必要とされるために，精神科医の疲労感も大きい。しかし，こうしたことを乗り越え，安定した協力関係を他科との間に築いていくことが総合病院精神医学の発展，ひいては医学全体の発展を支えていくのである。

【文　献】

1. 黒木宣夫，桂川修一，小堀俊一，金子晃一，佐藤茂樹，田原明夫，山根巨州，保坂　隆，黒澤　尚：総合病院精神科の適正配置と臨床研修指定病院精神科。総合病院精神医学 9：104-118，1997.
2. 渡辺俊之，保坂　隆，奥山　徹，青木孝之，田中昭太郎：総合病院における「精神医学認識」。総合病院精神医学 9：124-134，1997.
3. 保坂　隆，渡辺俊之，青木孝之，奥山　徹，田中昭太郎，田中耕司，黒澤　尚：総合病院における精神科開設の意義と病院経済。日本医事新報 3866：69-72，1998.
4. Hosaka T, Aoki T, Watanabe T, Okuyama T, Kurosawa H.: General hospital psychiatry from the perspective of medical economics. Psychiatry and Clinical Neurosciences 53: 449-453, 1999.

2. リエゾン精神医学の経済効率

佐藤　武・岸　泰宏・保坂　隆

はじめに

　コンサルテーション・リエゾン（C-L）精神医学の経済効率を述べる上で，まず身体疾患に精神疾患が合併した場合の医療経済に与える影響について考えておく必要がある。抑うつ，不安，認知障害を有する患者の場合，たとえ社会人口学的特徴，身体疾患の病名および重症度，病院の種類，入院環境の相違などを考慮しても，入院期間は延長され，医療費も高額になると報告されている[1-4]。このような報告から考えると，身体疾患に伴う精神障害を早期に発見し，早期に治療を行うことで，患者の入院期間は短縮され，同時にその後の予後も良好となる可能性がある。C-L精神医学の活動によって，病院全体の機能が活性化され，さらに結果として不要な医療費が軽減され，医療経済的に効率が高まるのであれば，もっとC-L精神科医を増やす必要が生じるだろう。

　ここでは，まず身体疾患に精神疾患が合併した際の医療経済に与える影響について述べ，次にC-L活動が医療経済に与える効果について述べる。最後に，C-Lサービスの財政的支援を改善するための戦略について米国の現状を述べる。現在，日本の保険医療制度も診療報酬のマイナス改定など，経済効率を真剣に考えるほどの状況になってきた。その意味でも，将来の精神医療における構造改革を考える際には，米国の現状を分析検討することは重要であると思われる。

身体疾患に精神疾患が合併した際の医療経済に与える影響
（1）身体疾患における精神疾患合併率
　身体疾患に精神疾患が合併した際に，医療経済的にどのような影響がある

表3-2-1　精神疾患の頻度

	コミュニティー（一般健康人）	プライマリ・ケア患者（外来）	総合病院（入院患者）
精神疾患全体	16%	21～26%	30～60%
大うつ病	2～6%	5～14%	15%以上
恐慌性障害	0.5%	11%	
身体化障害	0.1～0.5%	2.8～5%	2～9%
せん妄			15～30%
物質依存	2.8%	10～30%	20～50%

のかといった研究は，主に1980年代に入り欧米（とくに米国）から報告されるようになった。はじめに，身体疾患と精神疾患の合併率について簡単にまとめてみる（表3-2-1）。

　身体疾患に罹患した外来通院患者の21～26%，入院患者の30～60%が精神障害を有していると報告されている[5-9]。最も頻繁にみられる精神疾患として，健康人と比べて身体疾患を有する患者では，大うつ病を2～3倍[10-13]，恐慌性障害や身体化障害を10～20倍[14,15]，物質依存を3～5倍（9～10）罹患していると報告されている。せん妄は健康人では認められることはほとんどないが，入院患者の約15～30%に認められるといわれている[16]。

　Wellsら[17]が慢性身体疾患と精神疾患の合併について調査した結果では，慢性身体疾患を有する患者における精神疾患の生涯有病率は42.2%であり，慢性身体疾患がない場合は33%であったと報告した。さらに，慢性疾患を有する患者では，物質依存に罹る危険性が高く，感情障害ならびに不安障害に罹患している危険性も同時に高いと報告した。

（2）身体疾患に精神疾患が合併した際の医療費への影響

　このように身体疾患に罹患すると精神疾患を合併する可能性が高いということは事実であるが，これがどのように医療費へ影響するのだろうか？

身体疾患で入院した患者に精神疾患が合併すると在院日数が長期化し、医療費も高額になることが知られている。

DvoredskyとCooley[18]は退役軍人援護病院から退院した37,000名の患者の診療録を調べた結果、精神疾患の合併と入院期間に有意な相関があったと報告した。Fulopら[19]は59,000名の患者の診療録を調査した結果、精神疾患の合併を厳密に評価した総合病院入院患者では、コントロール群と比較して、有意に入院期間が延長していたことを報告した。さらに、Lyonsら[20]も急性およびリハビリ回復期にある頭部または脊髄損傷を有する患者で同様の結果を指摘した。Cushman[21]は脳卒中の患者で、Brezelら[22]は火傷の患者で、精神疾患を有すると入院が長期化する現象を報告している。さらに、SaravayとLavinは[23]、26編の予後研究のレビューを行い、89％の症例において、身体疾患に精神疾患が合併すると在院日数が長期化していると報告した。また、身体疾患に精神疾患が合併すると、退院後の医療費の増大、救急外来利用の増加、再入院率の増加などの医療費がさらに増加し、これらの医療費の増加は退院後4年間以上続くといわれている[23,24]。

一方、入院ならびに外来における精神疾患の多くが見逃されていることも指摘されている。プライマリ・ケア医により診断・治療を受けた患者は、精神科専門医により診断・治療を受けた患者と比較して、さまざまな評価において、好ましい結果はあまり得られなかったという指摘もなされている。

興味深い研究がKatonらによって報告された[25]。ある保健機構（Health Maintenance Organization: HMO）に属する患者で、最も医療費を使った上位15％の患者が全医療費の64％を占めるのに対し、下位から50％までの患者は全医療費のわずか9.5％を占めるに過ぎない、との結果が明らかにされた。つまり、ドクターショッピングに関連して、同一患者の頻回受診による無駄な検査の医療費のかさばりという医療経済上の問題が示唆された。また、医療費が高くかかる患者の約50％が精神・心理的に障害されており、その精神障害の内訳は、40％が大うつ病あるいは気分変調症、21.8％が全般性不安障害、20.2％が身体化障害、11.8％が恐慌性障害、5％がアルコール乱用ある

表 3-2-2 身体疾患に伴う精神疾患別の医療資源に与える影響

身体化障害
- 一般健康人と比較して、9倍の医療サービスの利用
- 月間平均7日の入院

うつ病
- 3倍の医療サービスの利用
- 2倍の医療費（身体疾患重症度補正後）
- 7倍の救急外来利用
- 在院日数の増加

不安障害
- 恐慌性障害：救急外来利用が10倍以上、70％は正しい診断までに10回以上身体科医を受診
- 喘息に不安発作が合併すると3倍の入院率

アルコール関連障害
- アルコール関連障害のいる家族は2倍の医療費

せん妄
- 在院日数の長期化

いは依存であったと報告されている。

(3) 精神疾患別からみた医療費に与える影響

次に、身体疾患に伴う精神疾患に関して、どのような精神疾患が医療費に影響を及ぼしているかに関する研究結果を示す（表 3-2-2）。

○身体化障害

精神疾患の中でも身体化障害の診断を的確につけるのは困難であるが、これらの患者が医療費に与える影響は非常に高い。この問題の背景にあるのは、医学的に必要のない医療資源の利用である。Smith ら[14]による総説では、身体化障害の患者は一般健康人と比べて、9倍医療サービスを利用し、さらに月間平均7日入院し、QOL（quality of life）のみならず経済面においても多大な影響を与えている。

○大うつ病（うつ病性障害）

うつ病に罹患した患者は，身体症状を呈してプライマリ・ケア医を受診することが多い。したがって，高頻度医療利用者となることが多く，うつ病患者は非うつ病患者と比べて，3倍医療サービスを利用していると報告されている[26]。206症例のプライマリ・ケア患者の調査では，うつ病あるいは不安障害をもつ患者は，そうでない患者と比較して，年間医療費が高かったという報告もある[27]。この医療費の格差は，精神疾患のための治療費ではなく，身体疾患のための検査費や治療費によるものである。すなわち，うつ病あるいは不安障害の患者は，身体疾患の検査・治療のために病院をより多く利用し，医療費がかかったということになる。同様の米国における研究では，うつ病患者の年間医療費は，身体疾患による重症度で補正した後でも，非うつ病患者と比べて2倍高額（\$4,246 vs. \$2,371）であったことも示されている[28]。さらに，全ての診療科において，うつ病患者は非うつ病患者と比べて医療費が高かったと報告されている（プライマリ・ケア医による診察費，専門医による診察費，入院費，検査費，処方料など）。また，うつ病患者は非うつ病患者と比較して，救急外来の利用が7倍多いという報告もある[29]。本邦においても，総合病院に身体疾患で入院中の大うつ病患者に関する報告がある[30]。それによれば，大うつ病に罹った患者は非うつ病患者と比較して在院日数が長期化し，うつ病の治療を行えば，在院日数の短縮が可能であり，医療費の節約に繋がることが示唆されている（本書第1章参照）。

○不安障害

不安障害もまた，医療資源の過剰な利用に繋がっている。恐慌性障害（パニック障害）の患者は他の患者と比べて，約10倍も救急部を受診している[15]。さらに，恐慌性障害の患者の70％は，恐慌性障害と正しく診断される前に10回以上身体科医の診察を受け[31]，喘息と不安発作が合併した場合，入院率が3倍高くなることも同時に報告されている[15]。

○アルコール関連障害

患者が治療を受けている診療科により異なるが，12～30％の患者がアルコール乱用・依存などの問題を抱えている。その中の25～50％の患者は，アルコール問題を持っていることが見逃されているという[9]。高収入，高学歴，女性，アルコール飲用を否認している患者に対して，身体科医はアルコール問題を見逃しやすい。アルコール乱用・依存患者を抱える家族の医療費は，アルコール乱用・依存患者のいない家庭と比較して，医療費が2倍高くかかっている[32]。

○せん妄

多くの研究において，せん妄患者は非せん妄患者に比べて在院日数が長期化することが示されている[16, 33]。日本医大北総病院の救命救急センターにおける調査では，せん妄患者は非せん妄患者と比べて，約3倍在院期間が長期化していたことが報告されている[16]。

（4）身体疾患と精神疾患の相互関係が医療費に与える影響

特定の身体疾患と精神障害の合併が与える経済的影響についての報告もある。心筋梗塞，異型狭心症ならびにCABG後の患者について，心理的なDistressが与える影響（6ヶ月後の死亡率ならびに再入院費用）を調査した報告がある[34]。SCL-90R（Symptom Checklist-90 Revised）を使用した381症例の調査で，そのスコアが上位10％の41症例を"Distress"症例として，Distressが少ない症例との比較を行った。その結果，Distress症例は6ヶ月以内に再入院する率が高く，再梗塞や心停止などの心臓に関する病気が再発する率が高いことが示されている（その他の要因で補正後もDistressと再入院・心臓に関する病気の再発との相関あり）。したがって，再入院費においても大きな違いが認められ，Distress症例はDistressが少ない症例と比べて，有意に高額な医療費を要したと報告されている（$ 9,504 vs. $ 2,146）。ここでも心身相関の問題は大きく医療費に影響を与えている。

（5）生産性に与える影響

　精神疾患は医療費ばかりでなく，企業等の生産性にも多大な影響を与えていることも認識しておく必要がある。一つの例として，ある米国企業の18,000人の従業員についての調査がある[35]。この報告によれば，うつ病に罹患した従業員の欠勤時間は身体疾患（心疾患，高血圧，糖尿病，慢性腰痛）よりも長期化していたことが示されている。産業保健の分野においても，精神疾患が企業の生産性に大きな影響を与えているのは事実である。

コンサルテーション・リエゾン精神医学が医療経済に与える影響

　ここまで述べてきたように，身体疾患に精神疾患が合併すると医療資源がより多く消費され，医療費の増大に繋がる。この問題は医療経済だにに限らず，身体疾患に精神疾患が合併すると，身体疾患の予後が悪化することも報告されている[33, 34, 36-38]。では，身体疾患の治療現場に「C-L精神医学」が関与すると，どのような効果が期待できるのであろうか？

　RundellとHall[39]はオーランドにあるFlorida Hospitalにおいて，135名の患者に精神科医が介入した結果，入院期間が1.5日間短縮され，入院費を平均＄2,000削減できたと報告した。またLevitanとKornfeld[40]は，大腿骨頭骨折術後にC-L精神科医が関与した際の影響について調査した。その結果，C-L精神科医が関わった患者では，12日間の在院日数の短縮が可能であったとしている。同様に，Strainらは[41]ニューヨークのMt. Sinai Medical Centerならびにシカゴの Northwestern Memorial Hospitalにおいて，大腿骨頭骨折後にC-L精神科医が関与した際の影響について調査した。Mt. Sinai病院での介入前の大腿骨骨頭骨折後の年間平均在院日数は20.7日であったが，患者全員にC-L精神科活動を行ったところ，その年の年間平均在院日数は18.5日と，2.2日の短縮が認められたという。C-L精神科活動を行っていないその他の整形外科入院症例の在院日数には変化は認められていない。Northwestern病院でも同様に，15.5日が13.3日と，1.7日の短縮が認められている。この

結果，Mt. Sinai 病院では年間 $ 167,000，North-western 病院では年間 $ 97,000 の医療費の削減が可能であったという（包括払いのため，病院の節約となる）。

また，身体疾患にうつ病が合併した患者を対象に，うつ病治療を行った患者と行わなかった患者を比較したところ（疾患，重症度は同一にして），うつ病治療を行った患者で有意に在院日数の短縮が認められたという報告もある[42]。

身体化障害を有する患者の治療は非常に困難であり，医療費増大に繋がっていることを先に述べたが，C-L 精神科医が関与した効果についての研究もある[43]。この研究では，C-L 精神科医が適切なマネージメントを身体科医に指導することにより約50％の医療費が節約できたという。より大規模な研究報告では，C-L 精神医療を行うことで，身体的ならびに精神的症状が緩和するばかりでなく，33％の医療費が削減できたとも報告されている[44,45]。さらに，8セッションの集団療法を加えることで，その後，19％の医療資源利用の減少も認められたという[46]。

この他にも，身体疾患治療の現場で，アルコール依存の治療を行うと，24％の医療費の削減に繋がるといった報告もある[47]。

以上のように，研究目的で C-L 精神医療が介入した場合には在院日数の短縮ならびにある程度の医療資源（医療費）の削減が可能なことは明らかである。C-L 依頼が遅れると，それだけ在院日数が長期化し，早ければ在院日数が短期化することもわかっている[48,49]。しかし，実際の現場で現実問題としてC-L 精神医療はどの程度まで医療経済に影響しているのであろうか？　一般病棟で精神疾患を一般身体科医が"発見"するのは非常に困難である。精神疾患をもつ身体科入院患者の精神疾患の発見率は低く，またコンサルテーションが依頼されるのはごく少数であることも示されている[50,51]。とくに，精神症状が顕著ではなく，社会的な問題を抱えているような症例（社会的ネットワークが必要な症例，社会的ストレスがある症例，社会的な支援が必要な症例）が C-L 精神科に依頼されることは少なく，これらの症例が医療資

源に与える影響は多大であることも示されている[51]。したがって，今までの伝統的なコンサルテーションのスタイルによる症例の特定には限界があり，新たな方策，とくに Bio-psycho-social を統合した症例の特定[52]が必要である。その一つの方法として，COMPRI-INTERMED といった Bio-psycho-social な面で脆弱性のある症例を早期に特定する方法も開発されており（在院日数の長期化等も予測可能であることが示されている），今後の臨床面での応用により，どの程度の医療資源使用削減に貢献できるかを含めた予後研究が期待されている[53]（第4章3項に詳述）。

　もう一つの方法として，Integrated Model があげられる。Katon らのグループによる，プライマリ・ケア現場におけるプライマリ・ケア医と精神科医による "collaborative care" の有効性についての報告がある。うつ病患者をプライマリ・ケア医と精神科医による "collaboration" で治療を行った方が，プライマリ・ケア医のみで治療を行った場合よりも寛解率が高く（74% vs. 44%），患者の満足度も高い[54]。この方法によるうつ病治療に関する "collaborative care" の cost-effectiveness に関する報告もある[55]。この方法を用いた結果によれば，うつ病の顕著な改善が認められ，医療費の増加（抗うつ剤の処方費用を含めた精神科医による医療費）は認められるものの，全体としては，医療介入としては妥当な費用であることが示されている。つまり，cost-effectiveness の面から，collaborative care の妥当性（費用をかける価値がある）が示されている。

　入院治療においても，Integrated Model の有効性が報告されている[56-58]。身体疾患と精神疾患の合併患者を，Medicine & Psychiatry Unit（いわゆる MPU）で治療を行った方が，通常の治療方法（たとえば，内科病棟で身体疾患を治療し，その後精神科へ転科）よりも医療資源の削減ならびに高い改善率が認められている。

米国におけるC-Lサービスの財政的支援を改善するための戦略について

これまで示してきたように，C-Lサービスが総合病院で円滑に機能することによって，患者のQOLが向上するだけでなく，医療経済的にも総合的にみて経費節減につながるわけであるが，現状はどうだろうか。C-Lサービスを病院全体または政府が支援するだけの経済的基盤を保障しているかは甚だ疑問である。この問題は，米国に限らず，本邦でも「日本総合病院精神医学会」が設立された当時から現在に至るまで，議論の的となっている重要な課題である。米国では，C-Lサービスが機能しなくなるという落とし穴に入らないような戦略がすでに施されており，日本におけるC-Lサービスが将来さらに発展するための資料および対策のために，その内容の一部を紹介する[59]（表3-2-3）。

(1) 適正報酬を主張すること

米国では，10年前より，C-L精神科医はより競争を強いられる環境で仕事を続けているが，精神科医の数と収入は一向に変わらず，サイコロジスト，ソーシャルワーカーおよびナースの数と収入は有意に増大していると指摘されている。その背景には，財政的な基盤が十分ではなく，サービスが適正に評価されていないことがあるだろう。

米国における大学病院のC-L部門では，常勤医5名，レジデント3名，フェロー1名，ナース2名，サイコロジスト1名によって運営されているといわれているが，年間$600,000に値する仕事を行っているにもかかわらず，$68,000しか現金収益がないと指摘されている。また，C-L部門の収入は，外科や心臓科などのような莫大な医療費が請求できる診療科と異なり，非常に単価が安いため，医療費をコンピュータに打ち込む事務スタッフすらいなくなり，死滅状態に直面しているという。これからC-L部門の責任者は，情報を収集し，病院管理者と密接に連絡を取りながら，サービスに対して適正な報酬を請求できるように働きかける必要がある。

表 3-2-3　米国における C-L サービスの財政的支援を改善するための戦略

(1) 適正な報酬を主張すること
(2) 適正な情報管理システムを整えること
(3) 目標は利益（患者サイドの利益を含めた）を最大限にすることにある
(4) 保険会社へ定期的に訪れること
(5) C-L サービス・スタッフのための診断コード入力のための訓練
(6) それぞれの患者の診断名とその複雑度を記録すること
(7) DRG（Diagnosis-related group）の改訂版や C-L サービスの保障を確認すること
(8) 患者が支払い機関へサインをしているかどうかを確認すること
(9) フォローアップのための受診への請求
(10) 保険会社が支払いを拒否した場合の対応
(11) 支払いが滞った時の税の適正化
(12) 精神科部長が C-L サービスの価値を理解しているかどうか確かめること
(13) 外来患者の C-L サービスを行うこと
(14) C-L サービスの目標を新しい診療科へもアプローチすること
(15) C-L サービスに神経心理を専門とするサイコロジストを採用すること
(16) ソーシャルワーカーやケースマネージャーとともに働くこと
(17) C-L 精神医学のための研究費を得ること
(18) 学術センターにおいて，C-L 精神医学の発展のための奨学金を考えること
(19) 費用効率を証明する時間を設けること

(2) 適正な情報管理システムを整えること

　C-L 精神科医は，C-L サービスとして診察を行った患者の情報（診療科，主治医名，コンサルテーションの理由，身体疾患名，精神疾患名，臨床的な複雑度，予後，精神療法的介入，処方内容，支払い状態，保険名など）を注意深く記載しなければならない。このような情報は，C-L サービスの効果を強調し，財政的な援助を得たい場合に不可欠な資料となる。さらには，学際的および政府の関連部門への貴重な情報ともなり得るからである。

（3）目標は利益（患者サイドの利益を含めた）を最大限にすることにある

精神疾患への早期治療は長期的にみれば，予後が良好となり，それは結果的に経費削減につながることになる。しかし，多くの患者は健康保険がなく，疾患が末期にならないと精神科治療が受けられないのが現状である。このような現状を打開するためにも，C-L部門の責任者は，身体疾患を有する患者への精神科的介入によって，無駄な経費が削減され，高い生産性ならびに財政的な報酬が得られるように働きかける必要がある。

（4）保険会社を定期的に訪れること

C-L部門の責任者は，情報収集のために保険会社の職員と定期的に会う機会を設ける必要がある。その情報とは，保険，患者のC-Lサービスの利用パターン，C-Lサービスの評価，心理テストおよび診断のための検査などである。さらに，患者の診療報酬を請求するための診断コードを確認する必要がある。診断コードが正しく入力されていない場合，適正な報酬が得られない。診療の請求書は，C-Lサービスを提供した7日以内に請求しないと報酬が得られない可能性がある。できれば，48時間以内に請求するのが望ましい。診療報酬請求書の提出を怠ったために生じる損失も大きい。

（5）C-Lサービス・スタッフのための診断コード入力のための訓練

適切にコードを入力することが，報酬の支払いや費用効率を高めるために欠かせない。自殺企図によって救急部を受診した患者の場合，その診断名やどのような薬物を服用していたかなどの正確な情報があれば，結果として報酬が高くなるようなシステムとなっている。

（6）それぞれの患者の診断名とその複雑度を記録すること

C-L精神科医は，適切な身体疾患名と精神疾患名を掲げて，精神障害の診断基準に照合させる必要がある。また，患者によっては，リスクが高い複雑な問題を抱えている場合もあり，その記録も重要である。十分な記録がなさ

れていない場合，当然適正な報酬が得られないシステムとなっている。

(7) DRG (Diagnosis-related group) の改訂版や C-L サービスの保障を確認すること

米国では，出来高払いシステムから在院日数を勘案した支払い制度や DRG などの包括システムに変わり，医療経済が時々刻々と変化している。DRG は，監査を行う第三者機関へ依頼して，C-L サービスを強化するかどうか，スタッフの増員および給与の引き上げなどの問題へ解決策を講じるため，C-L 責任者は DRG からの新しい情報に目を通す必要がある。

(8) 患者が支払い機関へサインをしているかどうかを確認すること

C-L サービスを受ける患者が，最初の治療を受ける際に，保険会社との契約がなされているかどうかを確かめる必要がある。予め，契約の書式のコピーを C-L サービスの費用を計算する部門へ送っておくべきである。

(9) フォローアップのための受診への請求

患者の重症度が高い場合，C-L 精神科スタッフとの治療関係は長くなる。その場合，どのようなケアが必要とされ，どれくらいの期間，治療が必要であるのかについての記載が不可欠となる。

(10) 保険会社が支払いを拒否した場合の対応

C-L 部門の請求を拒否された場合，その理由を保険会社へ追及すべきである。さらに，コンサルテーションが必要とされた理由と治療とフォローアップの必要性を記載して，その正当性を認めてもらう。

(11) 支払いが滞った時の税の適正化

C-L サービスに対する支払いが遅れた場合，病院の事務局とともに報酬の損失のための税を適正化する方策を考えるべきである。C-L サービスに対す

る税節約を保証しなければならない。

(12) 精神科部長がC-Lサービスの価値を理解しているかどうか確かめること
　C-Lサービスで関与した患者が精神科病棟に転科する場合がある。したがって，C-Lサービスは精神科入院患者部門にも多大な貢献を果しているため，精神科部長は，C-Lサービス部門の活動を評価すべきである。

(13) 外来患者のC-Lサービスを行うこと
　医療の動向が現在，入院から外来サービスへ変化しているため，外来患者のコンサルテーションへ関心を向ける必要がある。米国では入院が短期間であるため，C-L精神科医は入院中に十分な精神科治療を行えない現状にある。

(14) C-Lサービスの目標を新しい診療科へもアプローチすること
　C-Lサービスが精神科サービスを提供できる新しい分野を開拓していく必要がある。例えば，リウマチ外来，糖尿病外来，移植外来，透析外来，腫瘍外来，その他の外来で，C-L精神科が治療を提供することで，患者が医療機関を転々とせずに，医療費が削減されることを立証していかなければならない。

(15) C-Lサービスに神経心理を専門とするサイコロジストを採用すること
　患者の重要かつ有益な情報を得るために，神経心理を専門とするサイコロジストは必要である。また，この検査によって，新たな報酬を期待することができる。ただし，外来部門の患者では可能であっても，急性の身体状況では神経心理検査は難しい問題がある。

(16) ソーシャルワーカーやケースマネージャーとともに働くこと
　ナースやソーシャルワーカーがケースマネージメントを行うことで，患者の回復は向上し，精神科の入院および外来のコンサルテーションが効果がより一層大きくなり，経費削減につながることは明らかである。

(17) C-L 精神医学のための研究費を得ること
 C-L サービスのさらなる発展を目指した研究を行うための研究費が必要とされる。この資金を得ることで，薬物の効果，医療収益 (cost-offset) などの医療経済の効率化，予後研究などを行うことができる。C-L サービスにおける新薬や新しい治療の認知行動面での効果を評価する研究費となるだろう。

(18) 学術センターにおいて，C-L 精神医学の発展のための奨学金を考えること
 C-L 精神医学の発展のための訓練プログラムを作り，経験を積んだ C-L 精神科医に加わってもらうような働きかけが必要である。奨学金を設けることで，C-L サービスの効果に関する研究が推進される。C-L 精神科のフェローやレジデントを他の病院から受け入れられる経済的な資金も必要である。

(19) 費用効率を証明する時間を設けること
 C-L サービスが行われる前後の医療機関の使用頻度，特に救急部の受診，薬剤費，検査費，入院期間などを比較して，C-L サービスの介入による費用効率 (cost-effectiveness) を明らかにする必要がある。さらに，ケースマネージャーナース，ソーシャルワーカーが加わることによって，医療がどのように変化するのか，医療経済の専門家が情報を収集し，データ分析を行うことで，C-L 精神医学のさらなる発展が期待される。

おわりに
 身体疾患に精神疾患が合併した場合，身体疾患自体の予後が悪化するばかりでなく，それらの患者は医療資源を過剰に消費している。研究目的での C-L 精神医療の介入によって，精神疾患の改善だけでなく，医療費の抑制も可能であることが多数報告されている。しかし，現状ではさまざまな面において，通常の C-L 精神科活動の限界についても指摘されており，治療面のみならず医療経済面からも新たな方策（たとえば，COMPRI-INTERMED 等を使用した方策，Integrated あるいは Collaborative Model の採用）を模索して

いく必要がある。さらに，医療費削減のみに着目するのではなく，cost-effectiveness にも着目していく必要もあるだろう。

最後に，既に述べたように，米国ではC-Lサービスが機能しなくなるという落とし穴に入らないような戦略がすでに施されており，その内容を垣間見ると，日本では考えられないほど医療経済に積極的に取り組んでいることがわかる。日本でもさまざまな分野で構造改革が進む中で，医療においても同様な改革が行われ始めた。C-L 精神医療を支えていくためにも，本章の意義は大きいと思われる。

【文　献】

1. Druss B, Schlesinger M, Thomas T, et al: Depressive symptoms and plan switching under managed care. Am J Psychiatry 156: 697-701, 1999.
2. Kales HC, Blow FC, Copeland LA, et al: Health care utilization by older patients with coexisting dementia and depression. Am J Psychiatry 156: 550-556, 1999.
3. Levenson JL, Hamer RM, Rossiter LD: Relation of psychopathology in general medical in-patients to use and cost of services. Am J Psychiatry 47: 1498-1503, 1990.
4. Saravey SM, Steinberg MD, Weinschel B, et al: Psychological comorbidity and length of stay in the general hospital. Am J Psychiatry 148: 324-329, 1991.
5. Spitzer RL, Williams JBW, Kroenke K, et al.: Utility of a new procedure for diagnosing mental disorders in primary care: the PRIME-MD 1000 study. JAMA 272: 1749-1756, 1994.
6. Ormel J, Von Kroff M, Ustun TB, et al.: Common mental disorders and disability across cultures: Results from the WHO collaborative study on psychological problems in general health care. JAMA 272: 1741-1748, 1994.
7. Cavanaugh VS: The prevalence of emotional and cognitive dysfunction in a general medical population: using the MMSE, GHQ, and BDI. Gen Hosp Psychiatry 5: 15-24, 1983.
8. Cohen-Cole SA, Kaufman K: Major depression in physical illness: Diagnosis, prevalence, and antidepressant treatment. Depression 1: 181-204, 1993.
9. Moore RD, Bone LR, Geller G, et al: Prevalence, detection and treatment of

alcoholism in hospitalized patients. JAMA 261: 403-407, 1989.
10. Regier DA, Narrow WE, Rae DS, et al.: The de facto US mental and addictive disorders service system: Epidemiologic Catchment Area prospective 1-year prevalence rates of disorders and services. Arch Gen Psychiatry 50: 85-95, 1993.
11. Rush AJ, Golden WE, Hall GE, et al: Depression in primary care: Clinical Practice Guidelines. Agency for Health Care Policy and Research. AHCPR publication No.93-0550. US Department of Health and Human Services. Rockville, MD., 1993.
12. Coyne JC, Fechber-Bates S, Schwenk TL: Prevalence, nature, and comorbidity of depressive disorders in primary care. Gen Hosp Psychiatry 16: 267-276, 1994.
13. Kessler LG, Burns BJ, Shapiro S, et al: Psychiatric diagnoses of medical service users: evidence from the Epidemiologic Catchment Area Program. Am J Public Health 77: 18-24, 1987.
14. Smith GR Jr.: The course of somatization and its effects on utilization of health care resources. Psychosomatics 35: 263-267, 1994.
15. Katon W, Roy-Byrne PP: Panic disorder in the medically ill. J Clin Psychiatry 50, 2990302, 1989.
16. Kishi Y, Iwasaki Y, Takezawa K, Kurosawa H, Endo S : Delirium among the patients in a critical care unit admitted through an emergency room. Gen Hosp Psychiatry; 17: 371-379, 1995.
17. Wells KB, Golding JM, Burman MA, et al: Psychiatric disorder in a sample of the general population with and without chronic medical conditions. Am J Psychiatry 145: 976-981, 1988.
18. Dvoredsky AE, Cooley WH: Comparative severity of illness in patients with combined medical and psychiatric diagnoses. Psychosomatics 27: 625-630, 1986.
19. Fulop G, Strain JJ, Vita J, et al: Impact of psychiatric comorbidity on length of hospital stay for medical/surgical patients: a preliminary report. Am J Psychiatry 144: 878-882, 1987.
20. Lyons JS, Larson DB, Burns BJ, et al: Psychiatric comorbidities and patients with head and spinal cord trauma: effects on acute hospital care. Gen Hosp Psychiatry 10: 292-297, 1988.
21. Cushman LA: Secondary neuropsychiatric complications in stroke:

implications for acute care. Arch Phys Med Rehabil 69: 877-879, 1988.
22. Brezel BS, Kassenbrock JM, Stein JB: Burns in substance abusers and neurologically and mentally impaired patients. J Burn Care Rehabil 9: 169-171, 1988.
23. Saravay SM, Lavin M: Psychiatric comorbidity and length of stay in the general hospital: a critical review of outcome studies. Psychosomatics 35: 233-252, 1994.
24. Saravery SM: Psychiatric interventions in the medically ill: Outcome and effective research. Psychiatr Clin North Am. 10: 1-4, 1996.
25. Katon W, VonKorff M, Lin E, et al: Distressed high utilizers of medical care: DSM-III-R diagnoses and treatment needs. Gen Hosp Psychiatry 12: 355-362, 1990.
26. Katon W, Shulberg H: Epidemiology of depression in primary care. Gen Hosp Psychiatry. 14: 237-247, 1992.
27. Simon GE, Ormel J, Von Korff M, et al: Health care costs associated with depressive and anxiety disorders in primary care. Am J Psychiatry 152: 353-357, 1995.
28. Simon GE, Von Korff M, Barlow W: Health care costs of primary care patients with recognized depression. Arch Gen Psychiatry 52: 850-856, 1995.
29. Johnson J, Weissman M, Klerman GL: Service utilization and social morbidity associated with depressive symptoms in the community. JAMA 267: 1478-1483, 1992.
30. Hosaka T, Aoki T, Watanabe T, et al: Comorbidity of depression among physically ill patients and its effect on the length of hospital stay. Psychiatry Clin Neurosci 53: 491-495, 1999.
31. Ballenger JC: Unrecognized prevalence of panic disorder in primary care, internal medicine and cardiology. Am J Cardiol 60: 39-47, 1987.
32. Holder HD, Blose JO: Alcoholism treatment and total health care utilization and costs: a four year longitudinal analysis of federal employee. JAMA 256 1456-1460, 1986.
33. Thomas RI, Cameron DJ, Fahs MC: A prospective study of delirium and prolonged hospital stay. Arch Gen Psychiatry 45: 937-40, 1988.
34. Allison TG, Williams DE, Miller TD, et al: Medical and economical costs of psychological distress in patients with coronary artery disease. Mayo Clin Proc 70: 734-742, 1995.

35. Conti DJ, Burton WN: The economic impact of depression in a workplace. J Occup Med 36: 983-8, 1994.
36. Frasure-Smith N, Lesperance F, Talajic M: Depression following myocardial infarction: Impact on 6-months survival. JAMA. 270: 1819-1825, 1993.
37. Morris PLP, Robinson RG, Andrezejewski P, et al: Association of depression with 10-year post-stroke mortality. Am J Psychiatry 150: 124-129, 1993.
38. Francis J, Kapoor WN: Prognosis after hospital discharge of older medical patients with delirium. J Am Geriatr Soc 40: 601-606, 1992.
39. Rundell JR, Hall RCW: Psychiatric consultation in general hospital medical-surgical inpatients: impact of consultation on cognitive function and psychiatric status - results from a pilot study. Paper presented at the 40th annual meeting of the Academy of Psychosomatic Medicine, New Orleans, LA, November 1993.
40. Levitan SJ, Kornfeld DS: Clinical and cost benefits of liaison psychiatry. Am J Psychiatry 138: 790-793, 1981.
41. Strain JJ, Lynos JS, Hammer JS, et al: Cost offset from a psychiatric consultation-liaison intervention with elderly hip fracture patients. Am J Psychiatry 148: 1044-1049, 1991
42. Verbosky LA, Franco KN, Zrull JP: The relationship between depression and length of stay in the general hospital. J Clin Psychiatry. 54: 177-81, 1993.
43. Smith GR Jr. Monson RA, Ray DC : Psychiatric consultation in somatization disorder: a randomized controlled study. New Eng J Med. 314:1407-1413, 1986
44. Rost K, Kashner TM, Smith GR: Effectiveness of psychiatric intervention with somatization disorder patients: improved outcomes at reduced costs. Gen Hosp Psychiatry 16: 381-387, 1994.
45. Smith GR Jr. Rost K, Kashner TM: A trial of the effect of standardized consultation on health outcome and costs in somatizing patients. Arch Gen Psychiatry 52: 238-243, 1995.
46. Kashner TM, Rost K, Cohen B, et al: Enhancing the health of somatization disorder patients: effectiveness of short-term group therapy. Psychosomatics 36: 462-470, 1995.
47. Holder HD, Blose JO: The reduction of health care costs associated with alcoholism treatment: a 14-year longitudinal study. J Stud Alcohol. 53: 293-302, 1992.
48. Lynos JS, Hammer JS, Strain JJ, et al: The timing of psychiatric consultation

in the general hospital and length of hospital stay. Gen Hosp Psychiatry 8; 159-62, 1986.
49. Ackerman AD, Lynos JS, Hammer JS, et al: The impact of coexisting depression and timing of psychiatric consultation on medical patients' length of stay. Hosp Community Psychiatry 39: 173-6, 1988.
50. Huyse FJ, Herzog T, Lobo A, et al: Detection and treatment of mental disorders in general health care. Eur Psychiatry 12 (supple 2): 70-78, 1997.
51. de Jong P, Huyse FJ, Ruinemans GM, et al: Timing of psychiatric consultations: the impact of social vulnerability and level of psychiatric dysfunction. Psychosomatics 41: 505-11, 2000.
52. Engel GL: The need for a new medical model: a challenge for biomedical. Science 196: 129-36, 1977.
53. Huyse FJ, 忽滑谷和孝, 高梨葉子　他：コンサルテーション・リエゾン精神医学の現状：将来の発展のためのモデル　総合病院精神医学 13: 1-7, 2001.
54. Katon W, Von Korff M, Lin E, et al: Collaborative management to achieve treatment guidelines: Impact on depression in primary care. JAMA 273:1026-1031, 1995.
55. Simon GE, Katon WJ, Von Korff M, et al: Cost-effectiveness of a collaborative care program for primary care patients with persistent depression. Am J Psychiatry 158: 1638-44, 2001.
56. Kathol RG: Integrated medicine and psychiatry treatment program. Medicine & Psychiatry 1: 10-16, 1998.
57. Kishi Y, Kathol RG: Integrating medical and psychiatric treatment in an inpatient medical setting, The type IV program. Psychosomatics; 40: 345-355, 1999.
58. Kwentus J, Surber R, Banks D, et al: Integrated inpatient medicine and psychiatry services. Primary Psychiatry 6: 86-90, 1999.
59. Hall RCW, Rundell JR, Popkin MK: Cost-effectiveness of the consultation-liaison service, in Textbook of Consultation-Liaison Psychiatry. edited Wise MG, Rundell JR, Washington DC, American Psychiatric Press, 2002, pp25-32.

第4章

ツールを使え

要旨 ここまでで，うつ病とせん妄は早期発見して早期治療すれば，在院日数は確実に短縮化されることを説明してきた。さらに，常勤の精神科医を雇っても，医療経済的あるいは患者のQOL的にも充分に貢献できることを示してきた。

本章では，精神科医を雇う前にも簡単にできるツール，つまりうつ病とせん妄をスクリーニングする方法について紹介する。両者は病棟に常備しておいて，疑わしいケースではすぐに利用できるようにしておけば利用価値は高いだろう。

さらに，うつ病スクリーニング・テストは，たとえば，入院時にはルーチン化して記入してもらったり，看護師の情報収集時に記入をお願いしたりする方法などでもっと積極的に使用したい。そこで黄色信号や赤信号が出たら，精神科医を呼べばいいのである。もっと効果的な使用法は，入院予約時に手渡して入院時に持参してもらったり，MSWなどが面接して，その他の入院長期化因子について情報収集してしまうことである。これにより，少しでも入院が長期化しそうな患者が入院する際には，入院したその日から精神科医やMSWなどがチームとして関わるようなことも可能になってくる。

さて，うつ病・せん妄以外にも入院を長期化する因子はたくさんある。病気の重症度・経済的な背景・在宅での介護力・地域の支援体制の有無・これまでの入院時の経過・疾病利得的な面の有無・人格障害の有無，など多くのものが考えられる。最近ヨーロッパでは，INTERMEDというチェック票が在院日数短縮化に効果的だと言われている。これは，今述べたような身体的・心理社会的側面を含む総合的なチェックシステムであり，入院時に施行して問題がある場合には即座に専門家チームが対応するというものである。われわれのチーム（INTERMEDワーキングチーム）はこの翻訳版を試用したところ，医療状況や保険制度の違いなどから，やはりそのままでは日本では使用できないことまでも明らかにした。そこで，原著者らとの協議の末，日本の実状に合わせた日本語版を作成し，現在その back-translation の作業中である。

1. うつ病スクリーニング・テスト

保坂　隆

　精神科医が診断するのであれば，患者の示す症状の観察や簡単な問診によって，うつ病の診断の多くは難なく行われるものである．しかし，一般科スタッフが，うつ病を確実に評価することは，やはり容易なことではない．一方，一般科に入院した患者の変化に最初に気づくのは，やはり，病棟で24時間患者の看護に当たる看護スタッフであり，患者の身体管理を担当する主治医であることもまた事実である．そのため，すべての医療スタッフが，うつ病を評価するためのテクニックを身につけることが必要となるのだが，「うつ病スクリーニング・テスト」を用いることはうつ病を見つけだすためのひとつの大きな助けになるだろう．

　ところで，うつ病は，在院日数を長期化させる一因子であることがすでにわかっており，在院日数の短縮化のためには，この病気の早期治療が必要となる．当然，この早期治療を行うためには，いかに早い時期に病気を発見できるかというところがポイントとなってくる．そして，それは，「うつ病スクリーニング・テスト」を，入院時にルーチンに施行することで可能となるであろう．

　さらに，入院時にうつ病や他の精神症状が疑われたり，あるいは評価された場合には，ただちに精神科医に診察依頼をするというシステムを整備したり充実化することは，患者の利益を優先させるという観点からも大切である．当然，このシステムがうまく作動することによって，患者の苦痛は早期に，かつ，短期間に緩和されるため，入院期間の無用な延長を防ぐことにもなる．

　うつ病スクリーニング・テストにはZungのSelf-rating Depression Scale（SDS, 三京房）やZigmondによるHospital Anxiety and Depression Scale（HADS）[1,2]など多くのものがある．

本稿では，まず，Zigmond による Hospital Anxiety and Depression Scale (HADS) を紹介し，次に，筆者により健診センターで使用するために作成・標準化され[3]，すでに，聖路加国際病院予防医療センターにて，実用化されている「スランプ・テスト」を紹介する。

(1) Hospital Anxiety and Depression Scale (HADS)

このテストはすでに世界中で使われているものである。表に示したように 14 問から構成されており，それぞれ 7 問ずつを使って不安と抑うつの得点が算出できるものである。

本テストは多くの国で翻訳版の妥当性が確認されている。最近の総説[4]によれば，不安得点に関しても，抑うつ得点に関しても，8 点を超えたときにそれぞれの状態像にあると診断できると言えそうである。

つまり，抑うつ得点が 8 点を超えたときに，うつ病が強く疑われることになる。筆者らの研究[5]では不安得点と抑うつ得点には高い相関性があるため，総得点によって評価することも可能で，その場合には合計点が 12 点を超えたときに，不安や抑うつ状態が強く疑われることになる。

```
下位尺度の計算は
  抑うつ＝項目 2, 4, 6*, 8*, 10*, 12, 14
  不  安＝項目 1*, 3*, 5*, 7, 9, 11*, 13*
(* は逆転項目)
計算方法は
  各 項 目は 1→0, 2→1, 3→2, 4→3
  逆転項目は 1→3, 2→2, 3→1, 4→0
```

HAD 尺度

この質問紙はあなたが最近どのように感じているかお尋ねするよう編集されています。次に挙げてある14の設問を読み，それぞれについて4つの答えのうち，あなたのこの1週間の御様子に最も近いものに○をつけて下さい。それぞれの設問に長く時間をかけて考える必要はありません。パッとまず頭に浮かんだ答えの方が正しいことが多いからです。

御名前：＿＿＿＿＿＿＿＿＿＿＿＿＿＿　　　日　付：＿＿＿＿年＿＿＿＿月＿＿＿＿日

1. 緊張感を感じますか？
   - [1] ほとんどいつもそう感じる
   - [2] たいていそう感じる
   - [3] 時々そう感じる
   - [4] 全くそう感じない
2. 以前楽しんでいたことを今でも楽しめますか？
   - [1] 以前と全く同じ位楽しめる
   - [2] 以前より楽しめない
   - [3] 少ししか楽しめない
   - [4] 全く楽しめない
3. まるで何かひどいことが今にも起こりそうな恐ろしい感じがしますか？
   - [1] はっきりあって，程度もひどい
   - [2] あるが程度はひどくない
   - [3] わずかにあるが，気にならない
   - [4] 全くない
4. 笑えますか？　いろいろなことのおかしい面が理解できますか？
   - [1] 以前と同じように笑える
   - [2] 以前と全く同じようには笑えない
   - [3] 明らかに以前ほどには笑えない
   - [4] 全く笑えない
5. くよくよした考えが心に浮かびますか？
   - [1] ほとんどいつもある
   - [2] たいていある
   - [3] 時にあるが，しばしばではない
   - [4] ほんの時々ある
6. 気げんが良いですか？
   - [1] 全くそうではない
   - [2] しばしばそうではない
   - [3] 時々そうだ
   - [4] ほとんどいつもそうだ
7. のんびり腰かけて，そしてくつろぐことができますか？
   - [1] できる
   - [2] たいていできる
   - [3] できることがしばしばではない
   - [4] 全くできない
8. まるで考えや反応が遅くなったように感じますか？
   - [1] ほとんどいつもそう感じる
   - [2] たいへんしばしばにそう感じる
   - [3] 時々そう感じる
   - [4] 全くそう感じない
9. 胃が気持ち悪くなるような一種おそろしい感じがしますか？
   - [1] 全くない
   - [2] 時々感じる
   - [3] かなりしばしば感じる
   - [4] たいへんしばしば感じる
10. 自分の身なりに興味を失いましたか？
    - [1] 明らかにそうだ
    - [2] 自分の身なりに充分な注意を払っていない
    - [3] 自分の身なりに充分な注意を払っていないかもしれない
    - [4] 自分の身なりには充分な注意を払っている
11. まるで終始動きまわっていなければならないほど落ちつきがないですか？
    - [1] 非常にそうだ
    - [2] かなりそうだ
    - [3] 余りそうではない
    - [4] 全くそうではない
12. これからのことが楽しみにできますか？
    - [1] 以前と同じ程度にそうだ
    - [2] その程度は以前よりやや劣る
    - [3] その程度は明らかに以前より劣る
    - [4] ほとんど楽しみにできない
13. 急に不安に襲われますか？
    - [1] たいへんしばしばにそうだ
    - [2] かなりしばしばにそうだ
    - [3] しばしばでない
    - [4] 全くでない
14. 良い本やラジオやテレビの番組を楽しめますか？
    - [1] しばしばそうだ
    - [2] 時々そうだ
    - [3] しばしばでない
    - [4] ごくたまにしかない

全ての設問にお答え下さったでしょうか。もう一度見直して下さい。

(2) スランプ・テスト

①質問項目

> ① 気分が滅入り，ゆううつですか。
> ② 理由もなくイライラする事がありますか。
> ③ 人と会うのが億劫（おっくう）になりますか。
> ④ 仕事や趣味に興味が無くなりましたか。
> ⑤ いっそ死んでしまいたいと思う事がありますか。
> ⑥ 何か一つの事にこだわる事がありますか。
> 　（考え，体の状態等）
> ⑦ 睡眠に関して困った事がありますか。
> 　（寝付きが悪い，朝早く目が覚める，眠りが浅い等）
> ⑧ 食欲が減退したと感じていますか。
> ⑨ やせてきたと感じていますか。
> ⑩ 体がだるく疲れやすいですか
> ⑪ 頭が重かったり，頭痛がしたりしますか。
> ⑫ 肩がこりますか。
> ⑬ 性欲（精力）の減退を感じますか。

②回答と得点

各回答に対する点数は，全て1点から3点で評価される。つまり，「いつもそう」である場合は3点，「ときどきそう」である場合は2点，「いいえ・まったくない」場合は1点と評価される。

評価点

いつも	……3点
ときどき	……2点
いいえ	……1点

③スランプ・レベル

問診の回答結果に対する合計得点を算出し，表示するレベルを決定する。ここでは，得点が高い程うつ傾向が強くなるように作成されている。

クラス得点

うつではない	13〜19
まず問題ない	20〜26
ややうつ	27〜33
強いうつ	34〜

【文　献】

1. Zigmond, AS & Snaith, RP.: The Hospital Anxiety and Depression Scale. Acta Psychiatr Scand 67: 361-370, 1983.
2. Zigmond, AS & Snaith, RP.（北村俊則　訳）: Hospital Anxiety and Depression Scale. 季刊精神科診断学 4: 371-372, 1993.
3. Hosaka T, Ogyu H, Kano R. et al.: Application of a screening test for depression in the health counselling center. Tokai J. Exp. Clin. Med. 12: 73-78, 1987.
4. Bjelland I, Dahl AA, Haug TT, et al: The validity of the Hospital Anxiety and Depression Scale: An updated literature review. J Psychosom Res 52: 69-77, 2002.
5. Hosaka T, Awazu H, Aoki T, et al: Screening for adjustment disorders and major depression in otolaryngology patients using the Hospital Anxiety and Depression Scale. International Journal of Psychiatry in Clinical Practice 3: 43-48, 1999.

2. せん妄スクリーニング・ツール（DST）

町田いづみ

　一般病院の入院患者に併発する「せん妄」は，身体疾患の治療成績を下げ，入院期間を長引かせる[1]など，患者や家族に多大な不利益を招く[2]。
　本来，せん妄の診断と重症度の評価は，精神科医の診察によってなされるべきものであるが，一般病院における精神科の設置率の低さ[3]を考慮すると，一般病院では，せん妄の診断と治療が的確に行われているとは言い難いのが現状である[4]。また，仮に精神科医が常勤している場合であっても，一般科の医療スタッフが，治療的介入の必要性を意識できなければ，つまり，患者が，せん妄状態にあることを認知できなければ，精神科への依頼とはならない。
　これらの問題を解決するひとつの方策が，一般科医療スタッフの誰もがせん妄を容易にスクリーニングできるツールの開発である。

せん妄スクリーニング・ツール（DST）の概要

　筆者らは，Paula T. Trzepacz らによって考案された Delirium Rating Scale（DRS）[5]と，それをもとに作成された James L. Levenson らによる Nurses Delirium Rating Scale（NDRS）[6]を日本語に訳し（両研究者には，翻訳と研究への承諾を得ている），さらに日本の医療スタッフ向けに修正を加え，せん妄評価尺度（DRS-J）を作成した[7]。さらにその後，臨床現場での使用をくり返し，スケールに内在するいくつかの問題点を明らかにした。
　これらのプロセスを経て，全く新たなせん妄評価法である「せん妄スクリーニング・ツール（DST）」が作成された。
　この「せん妄スクリーニング・ツール（DST)」は，身体疾患患者の中に発生したせん妄状態を他の精神疾患からスクリーニングすることを目的に作

せん妄スクリーニング

A：意識・覚醒・環境認識のレベル

現実感覚

夢と現実の区別がつかなかったり，ものを見間違えたりする。例えば，ゴミ箱がトイレに，寝具や点滴のビンが他のものに，さらに天井のシミが虫に見えたりするなど。

　①ある　　②なし

活動性の低下

話しかけても反応しなかったり，会話や人とのやりとりがおっくうそうに見えたり，視線を避けようとしたりする。一見すると「うつ状態」のように見える。

　①ある　　②なし

興奮

ソワソワとして落ち着きがなかったり，不安な表情を示したりする。あるいは，点滴の針などを抜いてしまったり興奮し暴力をふるったりする。ときに，鎮静処置を必要とすることがある。

　①ある　　②なし

気分の変動

涙もろかったり，怒りっぽかったり，焦りやすかったりする。あるいは，実際に，泣いたり，怒ったりするなど，感情が不安定である。

　①ある　　②なし

睡眠-覚醒のリズム

日中の居眠りと夜間の睡眠障害などにより，昼夜が逆転していたり，あるいは，一日中，明らかな傾眠状態にあり，話しかけても，ウトウトしていたりする。

　①ある　　②なし

妄想

最近新たに始まった妄想（誤った考えを固く信じている状態）がある。例えば，家族や看護スタッフがいじめる，医者に殺されるなどと言ったりする。

　①ある　　②なし

幻覚

幻覚がある。
現実にはない声や音が聞こえる。実在しないものが見える。現実的にはありえない，不快な味や臭いを訴える（口がいつもにがい・しぶい，イヤな臭いがするなど）。体に虫が這っているなどと言ったりする。

　①ある　　②なし

・ツール（DST）

B：認知の変化

見当識障害
見当識（時間・場所・人物などに関する認識）障害がある。
例えば，昼なのに夜だと思ったり，病院にいるのに，自分の家だと言うなど，自分がどこにいるかわからなくなったり，看護スタッフを孫だと言うなど，身近な人の区別がつかなかったりするなど。
　　①ある　　②なし

記憶障害
最近，急激に始まった記憶の障害がある。
例えば，過去の出来事を思い出せなかったり，さっき起こったことを忘れたりするなど。
　　①ある　　②なし

C：症状の変動

現在の精神症状の発症パターン
現在ある精神症状は，数日から数週間前に急激に始まった。あるいは，急激に変化した。
　　①ある　　②なし

症状の変動性
現在の精神症状は，一日のうちでも出たり引っ込んだりする。
例えば，昼頃は精神症状や問題行動もなく過ごすが，夕方から夜間にかけて悪化するなど。
　　①ある　　②なし

↓

せん妄の可能性あり

【検査方法】
1) 最初に，「A：意識・覚醒・環境認識のレベル」について，上から下へ「①ある　②なし」について全ての項目を評価する。
2) 次に，もし，A列において，ひとつでも「①はい」と評価された場合「B：認知の変化」について全ての項目を評価する。
3) 次に，もし，B列において，ひとつでも「①はい」と評価された場合「C：症状の変動」について全ての項目を評価する。
4) 「C：症状の変動」のいずれかの項目で「はい」と評価された場合は「せん妄の可能性あり」，直ちに，精神科にコンサルトする。

★ 注意：このツールは，患者面接や病歴聴取，看護記録，さらに家族情報などによって得られる全情報を用いて評価する。さらに，せん妄の症状は，一日のうちでも変転するため，DSTは，少なくとも24時間を振り返って評価する。

患者さん氏名　　　　　　　　　　　　　様　（男・女）（年齢　　　歳）
検査年月日　　　　　　年　　　月　　　日

成された。すなわち，一般科医療スタッフがDSTを使用することによって，「せん妄の可能性」のある患者を見つけだすことが可能になるのである。

　せん妄スクリーニング・ツール(DST) は，「A：意識・覚醒・環境認識のレベル」「B：認知の変化」「C：症状の変動」の3系列からなり，各系列の下位項目がひとつでも該当する場合，A→B→Cと進んでチェックされる。最終系列Cにてチェックされた場合，「せん妄の可能性あり」と評価される。

　また，このツールは医療スタッフが通常，患者との面接や病歴聴取，看護記録，さらに家族情報などによって得られる全情報を用いて評価される。さらに，せん妄の症状は，一日のうちでも変化するため，DSTは，少なくとも24時間を振り返って評価される。

【文　献】

1. Thomas RI, Caneron DJ, Fahs MC: A Prospective Study of delirium and prolonged hospital stay. Arch Gen Psychiatry 45: 937-940, 1988.
2. Trzepacz PT: Delirium: Advances in diagnosis, pathophysiology, and treatment. Psychiatr Clin of North Am. 19: 429-448, 1996.
3. 黒木宣夫：総合病院精神科の機能と役割．総合病院精神医学 4:125-132, 1992.
4. 渡辺俊之，保坂 隆，奥山 徹ほか：総合病院における「精神医学認識」．総合病院精神医学 9: 124-134, 1997.
5. Trzepacz PT, Baker RW and Greenhouse J: A symptom rating scale for delirium. Psychiatry Res 23: 89-97, 1988.
6. Rutherford L, Sessler CN, Levenson JL et al: Prospective evaluation of delirium and agitation in a medical intensive care unit. Crit Care Med 19: S81, 1991.
7. 町田いづみ，上出晴奈，岸康宏，保坂隆：看護スタッフ用せん妄評価スケール(DRS-J) の作成．総合病院精神医学 14: 1-8, 2002.

3. INTERMED の導入

佐藤　武・町田いづみ・保坂　隆

　わが国でも最近になって，医療システムの改革により，大学病院や総合病院の医療費の一部には，一括支払い制度が適用されることになった。こうした動きに関連して，これらの病院では，在院日数の短縮化を含めた，効率的な病院運用への努力が迫られている。

　さらに，その役割にも変化が生じてきている。すなわち，老人や慢性身体疾患の増加という過去20年間の疫学上の変化に伴い，総合病院の役割は急性で重症な患者の治療を行う場としての転換が求められているのである。

　しかし，そうした患者の中には，疾病や家族構造が複雑で，医療上の要求に応じられない患者や，社会的支援が不十分なため，自宅での生活が困難な患者も含まれる。当然のこととして，医療費の未払いや長期入院などは，病院経営上に危機的状態を招くことになる。しかるに，病院側は，この危機的財政状況を回避するための方略を講じなければならないのだが，これに関して言えば，従来の医療システムではすでにその対処は困難であり，新たな取り組みへの参加が急務となっている。このような流れの中で精神科医の機能は特異的であるため，新たな対策を講じる際には有用なカードになっている。見方を変えるならば，総合病院におけるコンサルテーション・リエゾン精神医学（C-L 精神医学）の機能を再評価する絶好の機会が訪れてきているともいえるのである。

　ところで，本邦の医療における構造改革への対策を考える上で，C-L 精神医学がそれらにいかなる影響を与えるかということに関する諸外国の経験的事実に基づいた文献をレビューすることは，実に意義深いものと考える。

　そこで本稿では以下のような項目について整理していく。

1. ヨーロッパ C-L ワークグループが約10年間検討し続けた，総合病院にお

ける身体疾患患者に合併する精神疾患の問題。
2. Huyse, F らが中心になり行った, 入院患者および救急患者における精神医学的・心理学的・多次元的・ケース・マネージメント的な介入研究。
3. 介入によって, 医療費は削減され, 患者の QOL が向上したという研究成果。
4. C-L サービスの内容を変更せずに効率的な治療を行うには, 単に人的資源を増加させるのではなく, 合併症患者に対する新しいスクリーニングと介入法である COMPRI-INTERMED の導入が重要である点。
5. INTERMED の導入が総合病院における医療革新の糸口になること。

INTERMED の先行研究―ヨーロッパ C-L ワークグループによる共同研究―

　C-L 精神医学に関する, ヨーロッパ C-L ワークグループ (ECLW) による一連の共同研究は, 1991 年頃より始まり, 既に 10 年を超えている。その間に約 15 の論文が報告され[1-15], C-L サービスの提供に関するさまざまな問題点が指摘されてきた。

　まず, どのような患者が C-L 精神医学の対象となるのかという点に関しては, C-L サービスが提供された当初の患者に一定の特徴は認められなかった。

　ドイツにおける心身医学的 C-L サービスは, 器質的には説明できない身体愁訴を有する患者に限定され, せん妄患者は対象とされていなかった。他方, 多くの地域では, 対象となる精神疾患は限定されておらず, その中には, 身体的重症度の高い患者 (高齢で外傷や悪性腫瘍があり, 死亡率も高い患者) も含まれていた。ある地域では, 対象患者の死亡率が 20％を越える C-L サービス部門もあった。C-L サービスに至る前の 5 年以内に, 精神病院に 1 回以上入院したことがある患者は 15％を越えていた。これらの報告から, このワークグループに参加した施設は, 多種多様な患者を対象とし, 患者の入院期間は長期間であったことが明らかとなった。これらの患者の中でコンサルテーション・リエゾンとして依頼される例は 5％に過ぎず, 全入院患者のわずか 0.05％であった。依頼までに要する日数は, 平均 4 日であり, 入院から依

頼に至る平均日数と，依頼を要しない患者の平均在院日数は等しかった。緊急の依頼（その日のうちに処置を要するもの）が占める割合は高く，平均33.65％という高率を示した施設もあった。

　以上，これまでの報告を総合すると，ヨーロッパのC-Lサービスの現状は以下の2点に集約される。
(1) リエゾン精神医学は理論であって，まだ実践にまでは至っていないのではないか。
(2) コンサルテーション精神医学は医師と看護スタッフのニーズに対応するための一種の救急精神医学である。

　C-L精神医は患者のニーズではなく，一般科医や看護スタッフのニーズに対応しているのかという点に関していえば，これは，患者の選択基準と関連していた。すなわち，精神障害者における合併症の内容とその重症度によって，入院が決定されているのである。つまり，第1に，精神障害を有する患者は，一般人口に比べて身体疾患を有する割合が高いという疫学調査がある。第2に，入院期間の観点から，身体疾患患者における精神疾患合併症の費用を試算した結果，26の研究（そのうち9つは米国以外）の中で89％は精神疾患の合併症と入院期間の長期化には相関がみられ，その精神疾患の多くは，認知障害と感情障害であったとされた点である[16]。

　さらに，今後，このような横断的なサービス提供に関する研究から，縦断的研究に目を転じたならば，精神疾患の合併症に関する問題は，精神科的治療と密接な関係にあることがわかってくるはずである。入院患者へ精神症状の評価（SC-L-90）を行った4年間に及ぶ研究結果では，SC-L-90が高値である患者は，そうでない患者と比較して，救急室の利用頻度が高く，再入院の回数も多くなる傾向が指摘されている。この結果は，19歳から49歳のオランダ人を対象にしたコホート研究の結果とも一致している。ここでは，7年間にわたる入院患者の調査が行われ，精神的な問題による入院と身体疾患による入院の間には，相関があることが指摘された。人口の大部分（97.5％）では，1年間に入院するリスクは低い（7％）。しかし，人口の5％が全入院

の40％を占め，同じ患者が何度も入院していることになる。すなわち，調査期間中に一度総合病院に入院した患者が精神科へ入院する割合は，そうでない患者の5倍となっていたのである。調査期間に10回以上総合病院に入院した患者の半数は，1回以上の精神的な問題による入院を経験していた。Finkの研究[17]では，身体化障害や心気症をスクリーニングするテストの妥当性を検討しているが，一般科医がこれらを診断できる率は非常に低かった。しかも特に複雑な合併症を有し，社会的にも弱者である高齢者の群が，除外されていたことを考慮すると，この事実はさらに強調されなければならない。これらの研究報告からわかることは，従来のC-Lサービスの方法では，ここに提示した問題を解決することはできないということである。

さらに，単に人的資源を増やせば，コンサルテーションの件数は増加するのかという疑問に関しては，せん妄患者を対象にしたいくつかの研究から，その答えを探すことができる。まず，EC-LWの共同研究では，せん妄患者は紹介患者の17％を占め，施設によっては30％に及んでいた。しかし，調査期間中の全入院患者数は150万人であるのに対して，C-Lサービスに依頼されたせん妄患者の総数は56病院で2,600名に過ぎなかった。また，Fannによるレビュー[18]によれば，内科外科病棟の10〜30％の患者がせん妄を呈すると報告されている。したがって，EC-LW共同研究中に少なくとも，56病院で5万人のせん妄患者が発生していたと考えられている。確かに，人的資源を増加することで，診断および治療されるせん妄患者数は増加するだろうが，Inouye[19]の報告によれば，人的資源の増加だけでは，せん妄のリスクがある患者に対する早期診断と効果的な予防処置には結びつかないことが示されている。同様に，EC-LW共同研究において行われた約2,000名の物質乱用患者においても，同様な結果が指摘されている。したがって，戦略の変更を行わない人的資源の増加だけでは，C-L精神医学に大きなインパクトを与えることはできないということになる。このような現状と予測から，C-L精神医学について，どのようにアプローチすれば効果的な結果が得られるかということに関しての検討が重ねられてきた。

一般科医の依頼に応じて行動し，一貫した役割が与えられていない精神科コンサルタントは，適切な組織が形成されていないチームによる外科医と同様であるといわれている。このようなチームは，自分たちが必要とされているのか，自分たちの治療が有効であるのかどうかについて知ろうとしない。病棟でせん妄患者のコンサルテーションが緊急に必要とされ，精神科医が呼ばれたにもかかわらず，病棟スタッフはせん妄がどんなものか，それにどう対処すればよいかさえ知らない現状がある。スタッフによるC-Lサービスが継続的に行われている場合，依頼が増えるにつれ，状況は改善されるだろう。手術チームの場合と同様に，協力関係が成立し，役割が明確化された精神科医から構成されているC-Lチームであることが最も望ましいのである。

　ヨーロッパにおけるC-Lグループの討議の中では，上記の問題が指摘され続け，より統合されたモデルを作っていこうという流れとなっていった。ヨーロッパも日本も同様であるが，精神科病院や総合病院では，入院の基準が厳しくなり，入院期間の短縮化が迫られている。それに伴って，多くの患者が救急処置を要する予期せぬ問題で受診するようになっているのも事実である。このような背景から，入院の必要性があるかどうかをスクリーニングする基準が必要とされている。

　その基準として，第1に，入院中では患者の心理的な脆弱性のために精神病理および行動上の問題が生じやすく，予期せぬ事故や医療スタッフの燃え尽きが生じる可能性があること。第2に，精神障害者は社会的な脆弱性を伴うため，退院後に問題を起こしやすいこと。第3に，病院では医療費が高騰となり，長期に入院できなくなっていること，などが含まれる。また，精神医療のサービスの内容は，精神症状自体の治療だけでなく，精神症状による「ケアの複雑さの問題」も重要である。合併症によってリスクが高い状態にある患者が，病棟スタッフの注目を集める理由はそこにあるだろう。

COMPRI と INTERMED

　以上の現状分析とその対策を考える検討会を通じて，複雑な問題を抱える患者の評価手段として，General Health Questionnaire（GHQ）と Present Status Examination（PSE）を組み合わせたモデルを作成することになった。このケアの複雑さを評価する方法がCOMPRI である。COMPRI の文字の意味は複雑性の予期尺度の頭文字で，フランス語の「分かりますか」を意味する compri を連想させる単語であり，予想されるケアの複雑さを喚起する目的がある。一方，INERMED は医療のニーズに必要な評価を提供することが目的とされている。以下に，COMPRI-INTERMED について紹介する。

(1) COMPRI とは

　COMPRI はケアの複雑さを評価する基準である。ケアの複雑さの評価項目には，入院期間，診断および検査に要する日数，入院中に要した処方数，看護スタッフによる介入の回数，必要なコンサルテーションの回数，それに対する医師と看護スタッフの主観的な評価が含まれる。COMPRI に，ヨーロッパ7カ国の 11 の内科病棟で開発されたという経緯がある[20]。13 の質問項目があり，看護スタッフと医師によって評価され，その評点は 0 点から 13 点の範囲にある。評価に要する時間は 5 分以下とされている。

　COMPRI の評価項目は，長時間に及ぶ入院時の面接から得られたデータの回帰分析によって作成された。質問項目には，患者の生物学的・精神医学的・社会的なリスク，入院状況，医師や看護スタッフが想定した患者に予想される医学上，看護上および組織上の複雑さに対する評価に関する質問が含まれる。予後の評価として選ばれた 13 の質問項目には，医師と看護スタッフによる入院期間の予想，予想される組織的な複雑さ，メンタルヘルス上の問題と退院後の日常生活レベルの低下が含まれる。さらに，予定された入院であったかどうか，患者は退職しているかどうか，患者に悪性腫瘍があるかどうか，過去3ヶ月間に歩行障害はなかったかどうか，過去1年間で患者が自分の健康状態を否定的にとらえているかどうか，過去1ヶ月間に6回以上

表 4-3-1 COMPRI の評点との関連

	COMPRI（低値）	COMPRI（高値）
入院期間（日）	7.9	14.2
処方数	6.8	11.5
看護による介入の回数	6.4	23.1
コンサルテーション回数	2.0	6.4
年齢（歳）	59.2	71.1

医師を受診したかどうか，入院当日に3種類以上の薬を服薬したかどうか，などから構成されている。

まず，各診療部門でのケアにおける平均的な複雑さを設定し，その平均値との比較によって，患者の複雑度を評価することができる。特に難しいケアを必要とする患者の予測には有用である。これまでの看護基準と比較し，COMPRIは看護ケアだけでなく，医学的な判断による医師の予想が反映されている。COMPRIは医療の品質管理やリスクマネージメントのための便利な指標となり，予後判定の指標ともなる。ヨーロッパにおける研究では，COMPRIのスコアが高い群と低い群の2つのサンプルを比較することによって，その複雑さの違いが理解できる（表4-3-1）。さらに，COMPRIの予後判定の有効性は別の指標からも検討され，COMPRIの評点と入院期間は相関していたと報告されている[20]。

(2) INTERMED とは

次に，INTERMEDとは医療に伴うリスクと，それに伴うニーズを組織的に評価する尺度として作成されたものである。INTERMEDはGeorge Engelによる疾患の生物・心理・社会的（Bio-psycho-social）モデル[21]をもとに作成された全人医療を評価する尺度であり，Leigh[22]によって作成されたマトリックスも導入されている。INTERMEDを用いた報告はすでに16に達し[23-28]，今後さらに数多くの研究報告がなされるものと思われる。

INTERMEDでは，臨床上の問題点の重症度がカラーボタンによって表示され，医療のリスクとニーズを4つの主要な指標でまとめている．その4つの指標には，経過，現状，予後という時間的経過のもとに，生理学的／生物学的，心理学的／精神医学的，患者の社会的ケアに対するニーズ，および医療システムの程度が含まれる．

結果は12の領域で構成されるマトリックスとなる．経過と現状に関する評価は，医療におけるリスクを意味する．医療におけるリスクとは，QOL (SF-36)，生命予後，臨床検査に関わる経費，就労の有無，適切な医療の提供に関する因子，などの患者の多次元的な機能状態を意味する．

医療におけるリスクとして提示されるものとしては以下のものがある．
(1) 生物学的レベル：慢性疾患であるかどうか，（過去の）診断が重複しているか，疾病の重症度，（現在の）診断の複雑さ，および処置の必要性を判断する指標からみた予後
(2) 心理学的レベル：対処行動
(3) 精神医学的レベル：コンプライアンス，症状の重症度，予後
(4) 社会的レベル：家族の環境と社会的ネットワーク，機能，居住地の一定性，社会的支援，予後
(5) 医療システムのレベル：重症度，これまでに治療を受けた経験，治療を受ける施設の複雑さ，紹介の妥当性，予後

INTERMEDでは，臨床における評価のボタンは0〜3点の間にあり，定量化と視覚化によって表示する．その評価は，脆弱性，平衡の破綻，ニーズのレベルをそれぞれ反映する．実際のカラーボタンによる評価は以下の通りである．
　(1) の評価例：生物学的レベルに含まれる慢性度
　　（緑）3ヶ月以下の身体的機能不全
　　（黄）3ヶ月以上に及ぶ身体的機能不全あるいは3ヶ月以下の身体的機能不全の反復例
　　（橙）慢性疾患

（赤）複数の慢性疾患
（2）の評価例：心理学的レベルに含まれるコンプライアンス
　（緑）処置を受けることに関心があり，積極的に協力する
　（黄）処置への協力に若干の迷いがある
　（橙）相当程度の抵抗，例えば，コンプライアンスがない，あるいは医療の専門家に対して無関心であるか，敵意を抱いている
　（赤）医療に対して積極的に抵抗する

　リスクの評価のための構造化面接に要する時間は15〜20分である。集計には約5分間を要する。トレーニングを受けた後では，経過観察の段階における再評価の信頼性は高い。

　総合病院の病棟や外来において，患者に施行したコホート研究の結果では，最初の評価時におけるINTERMEDの総点は，その後の経過を判断する指標になるといわれている。

　また，外来において糖尿病患者に対して行ったINTERMEDの総点は，その後の3回のHb A1cの数値と相関していた[30]。背部痛のために標準的な理学療法を受けた患者に対して行ったINTERMEDの総点は，6ヶ月後の経過観察における職場復帰と医療のための設備の活用を予測することが可能であった[26]。リウマチ患者に対して行ったINTERMEDの総点は，3ヶ月後の専門医および救急室の受診回数および入院を予測するのに有用であった[34]。内科病棟に入院した患者に対して行ったINTERMEDの総点から，ケアの複雑性が評価でき，入院期間を予測することも可能であった[33,36]。最近では，INTERMEDの信頼性および妥当性[25,27]，評価者間の一致率[38]，緩和ケアにおける使用[29]，総説[32]など，さまざまな角度からの検討が重ねられている。

(3) COMPRIとINTERMEDからみた症例検討
　INTERMEDの具体的な症例を提示するために，機関誌Psychosomaticsに掲載されたグローバー氏の症例を提示する[32]。

グローバー氏は55歳の会計士である。ある日彼は，胸痛を訴えて救急室を受診した。そして心筋梗塞に罹患していることが判明し，すぐに入院となった。

　病院では入院時にCOMPRIを行うことになっているが，彼のCOMPRIの総点が予想以上の高得点を示したため，さらにINTERMEDを用いた評価が必要とされた。入院時のINTERMEDはC-Lナースによって，入院翌日に施行された。以下にグローバー氏から得られた情報を示す。

　現在彼は，心筋梗塞に加え，高血圧といった慢性疾患を有しており，さらに1年前の同様の発作により，現在の身体状態はより複雑なものになっていた。循環器科の医師は，現在の彼の状態に対して，安静を指示した。しかし，彼は自分の心臓の状態を認めようとはせず，明らかな否認を示した。それは，昨日同僚が無理やり受診させた時も同様であった。また彼には，自分の緊張を喫煙と飲酒によって和らげようとする傾向があった。患者には，適応能力の低下が見られ，気分障害の初期段階にあるものと評価されたが，それらの症状は，最初の妻と別れた後から現れていることが明らかとなった。さらに最近では，薬物の乱用とうつ病の診断がなされていた。これらの要因は治療へのコンプライアンスに影響を及ぼし，服薬が不規則となったり，心臓の状態を顧みない行動が引き起こされたりする原因にもなっていた。

　過去5年間の生活状況では，生活に占める仕事の時間が増加したり，最近ではもっとよい仕事を得るために転職したり，居住地を変更し，妻と離れてホテル暮らしを続けていたりした。

　過去5年間の治療経験に関しては，彼は，プライマリ・ケア医と循環器科医の両方を受診しており，さらに，心臓の不調に伴う1回の入院を経験していた。この入院期間中に，彼は担当医に不信感を抱き，その後は，医療スタッフとの接触を避ける傾向にあった。さらにそのことは，現在の医療不信とも関係しているようであった。

　以上がグローバー氏から得られた情報であるが，INTERMEDによる構造化面接によって，短時間でこのように凝縮された情報が得られたのである。次の段階では，さまざまなリスクの総計とそれを視覚化する作業を行うこと

になるのだが，その結果，つぎのような INTERMED プロフィールが得られた。すなわち，グローバー氏には，現在彼が身体疾患に罹患していることに加えて，その治療と入院期間に関するいくつかのリスクがあることが明らかとなったのである。

例えば，入院期間中には，禁断症状によるせん妄状態が出現するかもしれず，さらに退院後にも，予期されない問題のために救急受診となる可能性が考えられた（入院時に認識されていない場合）。

このような問題を防ぐために，その後の対策は次のように計画された。

生物学的レベル：患者は何らかの身体的な不自由さを伴った慢性的な状態にある。心筋梗塞に関してはリハビリテーションを含めた治療を必要とする。

心理学的レベル：ひきこもりに対する早急な評価が必要とされる。同時に，対処能力の評価，うつ病の評価，薬物乱用の治療に対する意欲の有無とコンプライアンスが増すかどうかの評価を必要とする。

社会学的レベル：ソーシャルワーカーによる夫婦関係の葛藤の評価を必要とする。

ヘルスケア：現在の不安定な状況下では，退院後はリハビリテーションが最も重要である。

このように，INTERMED では，リスクとそれに関連したニーズの評価によって，その後の対策が考えられていくのであるが，それを担当するのは，ケースマネージャーである C-L ナースの仕事となる。

以上のように COMPRI と INTERMED による評価を通じて，ケア提供者は入院の最初の数日間に，患者のケアの複雑さについて，それが，慢性の身体疾患によるものか，コンプライアンスの問題であるのか，精神的あるいは社会的脆弱性によるものなのか，提供されたケアが不適切であったのかなどを決定できるのである。さらに，ケアの複雑さが予測可能であったかどうかについても評価ができる。

また，これらの問題が，①入院中に起こった精神医学的な脆弱性に由来する行動上の問題であるのか，②社会的な脆弱性に由来する退院の問題である

のか，③退院後に必要とされる複雑なケアのニーズに由来するものか，ということについての分析も可能である。

　さらに，予測された重症度によって，スタッフは，①プロトコールを使用するのか，②精神医学的，ソーシャルワーク的，医学心理学的あるいはリエゾン・ナースによるコンサルテーションを求めるのか，③より複雑な病院としてのマネージメントを行うために症例検討会の開催を呼びかけるのか，④長期間にわたるケース・マネージメントを開始するのかを決定することができる。

　C-L精神科サービスは，その発展を促す戦略として，通常のコンサルテーション業務以外に，複雑な患者に対するケアの質の向上が求められているかどうかについて，病院の評議会やスタッフとの交渉も必要となる。スタッフ側では，INTERMEDが活用できるような訓練を望んでいるか，その目的のためにC-L精神科医が看護スタッフを雇用するかどうかも検討される。このようなモデルのもとで勤務する精神科医は，一般科医からのコンサルテーションに応じるだけでなく，さらなる役割が要求される。またケース・マネージメントだけではなく，スタッフの訓練と指導にあたるC-Lナースの役割も重要となる。

　以上の方法を用いれば，C-Lナース，サイコロジスト，ソーシャルフーカー，老年科医，一般内科医およびプライマリ・ケア医らは，変化しつつある病院環境の中で，質の高い医療を提供できる。医療のニーズに対する評価方法とリスクの予測によって，総合病院という最も経費がかさむケアの中で，複雑な問題を有し，より多くの支援を要し，特別なケアが必要とされる患者が同定される。同時に，複雑な問題を有していない一般の患者も同定でき，病棟全職員が安心して医療を提供できるのである。

今後の展望

　現在，いくつかの介入研究が進行中および計画中であるといわれている。これらの研究では，C-Lナースが治療における重要な鍵となる役割を担って

いる。介入研究では，COMPRIとINTERMEDが高値を示す患者に対して，包括的な評価とケース・マネージメントを行うことによって，入院期間を30％短縮できるかどうかが検討されている。

　介入前後を評価する研究において，既に300症例のデータが得られているという。研究のカットオフポイントとしてCOMPRIで6点，INTERMEDで22点以上のグループ，すなわち平均在院日数17日以上の患者群を選出した患者130名を対象として，30％以上の入院期間の短縮を目指すケース・マネージメントが可能かどうかの検討が行われている。合併症を有する総合病院では，医療スタッフは，早期発見，早期評価システム（INTERMED）の導入によって，将来的には精神医学的または身体医学的合併症によって引き起こされる複雑さに対して，長期的展望に基づいた予後の見通しが可能になるだろう。合併症患者の医療の問題をいかに現実化するか，精神科医やC-Lナースが果たしている役割，これらは将来の医師や精神科医に対する教育や研修にかかっている。

　今後，COMPRI／INTERMEDの導入によって，日本の総合病院における医療システムは大きく変革することが予測され，さらにこのシステムを卒後研修の学習目標に取り入れることによって，これからの医療者にどのような変化が生じてくるのか，検証すべき時期にきていると思われる。かつて日本は，蘭学を学んで医療の基本を作り上げたが，この時代を"第1次医療革命"とすれば，Huyse（オランダ）らの来日（2000年）から学んだCOMPRI／INTERMEDは"第2次医療革命"と名づけられる歴史的な変革となりえるかどうか，今後の検討が期待される。

　**（監修者註：本稿で紹介したINTERMEDはすでに原著者らの許可によりback-translationを経て日本語版v1.0がすでに完成している。しかし，準備研究でこの日本語版v1.0を使用してみたところいくつかの点で日本の医療状況と異なるために使いづらいことが指摘されている。たとえば，ヨーロッパでは家庭医やGPの診察や治療を経て，それでも問題（症状）が解決され

ないときにはじめて病院に紹介入院となるため，ポイントが高くなる。しかし，日本では病院に入院することは必ずしも第1次・第2次医療を通過しているわけではないため，実際には低得点でも，原版のままだと高得点になってしまうというギャップが明らかになったのである。そのため，こうした医療状況が異なる部分から派生してきている問題点を最小限修正し，全体的な言葉の使い方を日本語的に換えた「INTERMED-日本語版v2.0」が町田いづみにより作成された。現在これは最終的なback-translationの段階に至っている。

【文　献】

《先行研究》

1. Huyse FJ, Strain JJ, Hengeveld MW, et al.: Interventions in consultation-liaison psychiatry: The development of a schema and a checklist for operationalized intervention. Gen Hosp Psychiatry 10: 88-101, 1988.
2. Huyse FJ: Consultation-liaison psychiatry. Does it help to get organized? The European Consultation-Liaison Workgroup. Gen Hosp Psychiatry 13: 183-187, 1991.
3. Mayou R, Huyse F: Consultation-liaison psychiatry in western Europe. The European Consultation-Liaison Workgroup. Gen Hosp Psychiatry 13: 188-208, 1991.
4. Huyse FJ, Herzog T, Malt UF, et al.: The European Consultation-Liaison Workgroup (EC-LW) Collaborative Study. I. General outline. Gen Hosp Psychiatry 18: 44-55, 1996.
5. Lobo A, Huyse FJ, Herzog T, et al.: The EC-LW Collaborative study II: patient registration form (PRF) instrument, training and reliability. European Consultation-Liaison Workgroup. J Psychosom Res 40: 143-156, 1996.
6. Malt UF, Huyse FJ, Herzog T, et al.: The EC-LW Collaborative study: III. Training and reliability of ICD-10 psychiatric diagnoses in the general hospital setting - An investigation of 220 consultants from 14 European countries. European Consultation-Liaison Workgroup. J Psychosom Res 41: 451-463, 1996.
7. Alaja R, Seppa K, Sillanaukee P, et al.: Psychiatric referrals associated with

substance use disorders: prevalence and gender difference. European Consultation-Liaison Workgroup. Alcohol Clin Exp Res 21: 620-626, 1997.
8. Alaja R, Seppa K, Sillanaukee P, et al.: Physical and mental comorbidity of substance use disorders in psychiatric consultation. European Consultation-Liaison Workgroup. Alcohol Clin Exp Res 22: 1820-1824, 1998.
9. Alaja R, Tienari P, Seppa K, et al.: Pattern of comorbidity in relation to functioning (GAF) among general hospital psychiatric referrals. European Consultation-Liaison Workgroup. Acta Psychiatr Scand 99: 135-140, 1999.
10. Huyse FJ, Herzog T, Lobo A, et al.: European Consultation-Liaison Psychiatric Services: the EC-LW Collaborative Study. Acta Psychiatr Scand 101: 360-366, 2000.
11. Huyse FJ, Herzog T, Lobo A, et al.: European consultation-liaison services and their user populations: the European Consultation-Liaison Workgroup Collaborative Study. Psychosomatics 41: 330-338, 2000.
12. Jonge de P, Huyse FJ, Slaets JP, et al.: Care complexity in the general hospital: results from a European study. Psychosomatics 42: 204-212, 2001.
13. Jonge de P, Huyse FJ, Herzog T, et al.: Risk factors for complex care needs in general medical inpatients: results from a European study. Psychosomatics 42: 213-221, 2001.
14. Huyse FJ, Herzog T, Lobo A, et al.: Consultation-Liaison psychiatric service delivery: results from a European study. Gen Hosp Psychiatry 23: 124-132, 2001.
15. Jonge de P, Zomerdijk MM, Huyse FJ, et al.: Mental disturbance and perceived complexity of nursing care in medical inpatients: results from a European study. J Adv Nurs 36: 355-363, 2001.
16. Saravay SM, Lavin M: Psychiatric comorbidity and length of stay in the general hospital: a critical review of outcome studies. Psychosomatics 35: 233-252, 1994
17. Fink P, Ewald H, Jensen J, et al.: Screening for somatization and hypochondriasis in primary care and neurological in-patients: A seven-item scale for hypochondriasis and somatization. J Psychosom Res 46: 261-273, 1999.
18. Fann JR: The epidemiology of delirium: a review of studies and methodological issues. Semin Clin Neuropsychiatry 5: 64-74, 2000.
19. Inouye SK, Bogardus ST Jr, Charpentier PA, et al.: A multicomponent intervention to prevent delirium in hospitalized older patients. N Engl J Med

340 (9): 669-676, 1999.

《COMPRI》

20. Huyse FJ, de Jonge P, Slaets JP, et al.: COMPRI - an instrument to detect patients with complex care needs: results from a European study. Psychosomatics 42: 222-228, 2001.

《INTERMED》

21. Engel J: The need for a new medical model: a challenge for biomedicine. Science 196 (4286): 129-136, 1977.
22. Leigh H: Biopsychosocial Approaches in Primary Care. Plenum Publishers, New York, 1997.
23. Huyse FJ: From consultation to complexity of care prediction and health service needs assessment. J Psychosom Res 43: 233-240, 1997.
24. Huyse FJ, Herzog T, et al.: Detection and treatment of mental disorders in general health care. European Psychiatry 12: 70-78, 1997.
25. Huyse FJ, Lyons JS, Stiefel FC, et al.: "INTERMED": A method to assess health service needs: I. Development and reliability. Gen Hosp Psychiatry 21: 39-48, 1999..
26. Stiefel FC, de Jonge P, Huyse FJ, et al.: "INTERMED": An assessment and classification system for case complexity: results in patients with low back pain. Spine 24: 378-385, 1999.
27. Stiefel FC, de Jonge P, Huyse FJ, et al.: "INTERMED": A method to assess health service needs: II. Results on its validity and clinical use. Gen Hosp Psychiatry 21: 49-56, 1999.
28. Huyse FJ, Jonge de P, Lyons JS, et al.: INTERMED: A tool for controlling for confounding variables and designing multimodal treatment. Letter to the editor. Psychosomatics 40: 401-402, 1999.
29. Mazzocato C, Stiefel F, de Jonge P, et al.: Comprehensive assessment of patients in palliative care: a descriptive study utilizing the INTERMED. J Pain Symptom Manage 19: 83-90, 2000.
30. Fischer CJ, Stiefel FC, De Jonge P, et al.: Case complexity and clinical outcome in diabetes mellitus. A prospective study using the INTERMED. Diabetes Metab 26: 295-302, 2000.
31. Jonge de P, Huyse FJ, Ruinemans GM, et al.: Timing of psychiatric consultations. The impact of social vulnerability and level of psychiatric

dysfunction. Psychosomatics 41: 505-511, 2000.
32. Huyse FJ, Lyons JS, Stiefel F, et al.: Operationalizing the biopsychosocial model: the INTERMED. Psychosomatics 42: 5-13, 2001.
33. Jonge de P, Huyse FJ, Stiefel FC, et al.: INTERMED - a clinical instrument for biopsychosocial assessment. Psychosomatics 42: 106-109, 2001.
34. Koch N, Stiefel F, de Jonge P, et al.: Identification of case complexity and increased health care utilization in patients with rheumatoid arthritis. Arthritis Rheum 45: 216-221, 2001.
35. Jonge de P, Stiefel FC, Huyse FJ: Measuring care needs and care-mix by means of the INTERMED. Gen Hosp Psychiatry 23: 43-44, 2001.
36. Jonge de P, Huyse FJ, Lobo A, et al.: Care complexity in the general hospital. results form a European study. Psychosomatics 42: 204-212, 2001.
37. Jonge de P, Huyse FJ, Herzog T, et al.: Risk factors for complex care needs in general medical inpatients. Results from a European study. Psychosomatics 42: 213-221, 2001.
38. Jonge de P, Latour C, Huyse FJ: Interrater reliability of the INTERMED in a heterogeneous somatic population. J Psychosom Res 52: 25-27, 2002.

索　引

Bio-psycho-social　*54, 83*
Cavanaugh によるうつ病診断基準　*6*
COMPRI　*82*
COMPRI-INTERMED　*54*
delirium　*24*
DRG　*21*
DSM-IV のうつ病診断基準　*6*
DST　*73, 75*
Endicott のうつ病診断基準項目　*6*
HADS　*69*
Hospital Anxiety and Depression Scale　*69*
Integrated Model　*54*
INTERMED　*78, 82, 83*
major depression　*2*
MPU　*54*
QOL　*22, 55*
SDS　*68*
Self-rating Depression Scale　*68*

[ア行]
アルコール関連障害　*51*
医療経済　*39*
医療費への影響　*47*
うつ病　*2*
うつ病スクリーニング・テスト　*68*
うつ病の診断　*2*
エンディコットのうつ病診断基準項目　*6*

[カ行]
カバノーによるうつ病診断基準　*6*
経済効率　*46*
抗うつ薬　*18*

[サ行]
在院日数　*13*
産業保健　*52*
常勤開設型総合病院精神科　*42*
症状チェックリスト　*26, 27*

心因反応　*4*
身体化障害　*49*
身体疾患患者のうつ病合併率　*2, 7*
身体疾患における精神疾患合併率　*46*
診療報酬　*43*
スランプ・テスト　*71*
精神医学的認識　*39*
せん妄　*23, 24, 32, 51, 75*
せん妄スクリーニング・ツール　*73, 74*
せん妄の診断基準　*24*
せん妄合併率　*28*
総合病院精神科　*44*

[タ行]
大うつ病　*2, 50*
適応障害　*4*

[ナ行]
日本総合病院精神医学会　*13, 38*

[ハ行]
非常勤開設型総合病院精神科　*42*
評価尺度　*26*
不安障害　*50*
包括払い　*53*

[マ行]
面接スケジュール　*26, 27*

[ヤ行]
抑うつ気分を伴う適応障害　*4*

[ラ行]
リエゾン活動　*41*

監修者略歴

保坂　隆（ほさか たかし）
　昭和27年7月　　山梨県生まれ
　昭和52年3月　　慶應義塾大学医学部卒業
　　同　　5月　　慶應義塾大学医学部精神神経科学教室入局
　昭和57年4月　　東海大学医学部精神科学教室助手
　平成 2年8月～平成 4年3月：
　　　　　　　　　カリフォルニア大学ロスアンゼルス校精神科留学
　平成 5年4月　　東海大学医学部精神科学教室講師
　平成12年4月　　東海大学医学部精神科学教室助教授
　　　　　　　　　現在に至る

著者一覧

青木　孝之（あおき たかゆき）	東海大学医学部付属八王子病院精神科
岸　　泰宏（きし やすひろ）	米国ミネソタ大学精神科
佐藤　武（さとう たけし）	佐賀大学保健管理センター
保坂　隆（ほさか たかし）	東海大学医学部精神科学教室
町田いづみ（まちだ いづみ）	済生会栗橋病院リエゾン心理士
渡辺　俊之（わたなべ としゆき）	東海大学医学部精神科学教室

在院日数短縮化をめざして

2002年8月2日　初版第1刷発行

監修者　保坂　隆
発行者　石澤雄司
発行所　㈱星和書店
　　　　東京都杉並区上高井戸1-2-5
　　　　電話　03 (3329) 0031（営業部）／(3329) 0033（編集部）
　　　　FAX　03 (5374) 7186

Ⓒ 2002　星和書店　　　Printed in Japan　　　ISBN 4-7911-0482-X

医療コミュニケーション入門
コミュニケーション・スキル・トレーニング

町田いづみ、保坂隆 著

四六判
196p
1,800円

リエゾン心理士
臨床心理士の新しい役割

保坂隆 監修・著
町田いづみ、
中嶋義文 著

A5判
204p
2,400円

こころをとらえるナーシング
どうすれば、患者のこころに手が届く？

保坂隆 著

四六判
168p
1,900円

精神保健福祉法
（2002年施行）

その理念と実務

金子晃一、伊藤哲寛、
平田豊明、川副泰成
編

A5判
288p
2,980円

〈2001年 改訂新版〉
こころの治療薬ハンドブック
1薬剤を見開きでわかりやすく解説

青葉安里、
諸川由実代 編

四六判
224p
2,600円

発行：星和書店　　　　価格は本体(税別)です